Part 1
睾丸ほぐしの前に知っておいてほしいこと

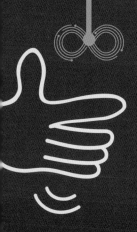

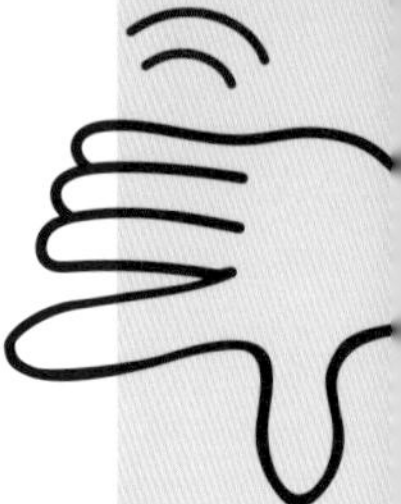

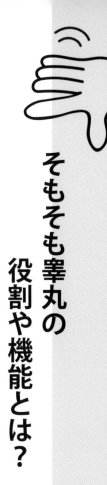

そもそも睾丸の役割や機能とは？

人間において、睾丸は唯一体外にある器官であり、その大きさは長さ約5㎝、直径約2・5㎝、重さは約10～15gの卵形。この睾丸、男性にとって大切な機能を有しています。①精子を作り出す②男性ホルモンである「テストステロン」などの性ホルモンを分泌する。この2つが男性にとって、大変重要な機能でありながら、多くの人はその重要性に気づかないのが現状です。本書では睾丸をより良い環境へと導くためのちょっとしたコツをお伝えしていきます。

男性機能がみるみる改善する

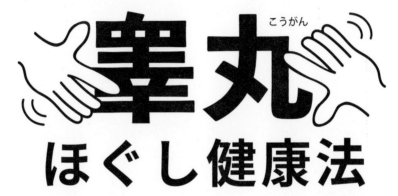

睾丸《こうがん》ほぐし健康法

川端えみ

腰痛改善　頻尿改善　性欲向上　気力充実

日本文芸社

男性機能がみるみる改善する

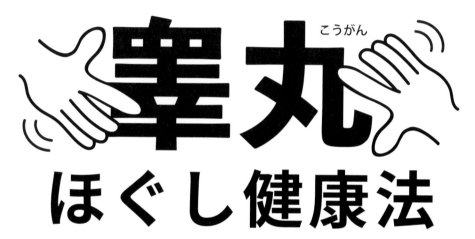

睾丸《こうがん》ほぐし健康法

川端えみ

日本文芸社

はじめに

皆さま、はじめまして。都内某所で会員制サロンを運営しております川端と申します。この度、ご縁があって、私が今までのセラピスト生活で積み重ねてきたことを一冊の本にまとめる機会をいただけることになりました。

様々な学校に通い、多くの知見に触れながら、また、あらゆる業界で活躍されている方々とも情報交換をしながら、少しでも多くの方々により健康的な生活を送ってほしいという信念のもと、私は一つの施術にたどり着きました。それが、本書の書名にもある「睾丸《こうがん》ほぐし健康法」です。古くはタイマッサージが発祥とされていますが、本書では、私なりの様々な経験を踏まえた内容や手技も加え、自宅で一人でできる内容としております。

私は医師ではないため、また睾丸というイメージから、健康とは結びつきにくいと思われるかもしれません。が、今、私のサロンにいらっしゃる方のほとんどはリピーターとなって通ってくれています。つまり、大小はあるにせよ、その方々にとって効果のある健康法と言えると思っています。

ぜひ、本書を読んでいただき、少しでも多くの方に、より健康的な生活を送る機会としていただければ嬉しいです。

二〇二一年一月

川端えみ

Contents

はじめに 2

Part 1 睾丸ほぐしの前に知っておいてほしいこと 9

そもそも睾丸の役割や機能とは？ 10

その状態、睾丸の不調が原因かも…①頻尿 12

その状態、睾丸の不調が原因かも…②腰痛 14

その状態、睾丸の不調が原因かも…③性欲減退 16

男性に必要なテストステロンとは？ 18

テストステロンの効果①強く引き締まった体にはテストステロンが必要 20

テストステロンの効果②テストステロンは脳にも好影響 22

テストステロンの効果③頻尿とテストステロン 24

テストステロンを増やすために必要なこと① ―適度な運動…だけど長時間の運動はＮＧ！ 26

テストステロンを増やすために必要なこと② 28
―バランスの良い食事…だけど糖質オフダイエットは危険！

テストステロンを増やすために必要なこと③ 30
―睾丸ほぐしでより健康的で活力ある日々を！

テストステロンを増やす大切な３つ！ 32

Part 2 睾丸ほぐし準備体操 33

睾丸ほぐし準備体操について 34

睾丸ほぐし準備体操①伸びの運動 36

睾丸ほぐし準備体操②胸をそらす運動 38

睾丸ほぐし準備体操③体を横に曲げる運動 40

睾丸ほぐし準備体操④体を前後に曲げる運動 42

睾丸ほぐし準備体操⑤体をねじる運動 44

睾丸ほぐし準備体操⑥体を斜め下に曲げ、胸をそらす運動 46

腰やひざなどに痛みがある人は！ 48

睾丸ほぐし座って準備体操①背伸びをする 49

睾丸ほぐし座って準備体操②胸をそらす 50

睾丸ほぐし座って準備体操③体を横に曲げる 51

睾丸ほぐし座って準備体操④体を前後に曲げる 52

睾丸ほぐし座って準備体操⑤体をねじる 53

睾丸ほぐし座って準備体操⑥体を斜め下に曲げる 54

Part 3 睾丸ほぐし 55

睾丸ほぐしについて 56

睾丸ほぐし①グーシャンプー 58

睾丸ほぐし②リンパ流し 60

睾丸ほぐし③そけい部のリンパ流し　62
睾丸ほぐし④睾丸チェック　64
睾丸ほぐし⑤陰茎根元指圧　66
睾丸ほぐし⑥陰嚢伸ばし　68
睾丸ほぐし⑦睾丸伸ばし　70
睾丸ほぐし⑧精管ほぐし　72
睾丸ほぐし⑨陰茎ストレッチ　74
睾丸ほぐし⑩前立腺マッサージ　76

Part 4 睾丸に良い食事　79

睾丸に良い食事について　80
栄養素①コレステロール　82
栄養素②亜鉛　84

栄養素③セレン 86
栄養素④アルギニン 88
栄養素⑤ビタミンE 90

あとがき 92
参考文献 95

Column

【コラム】最近、よく眠れていますか？ 78

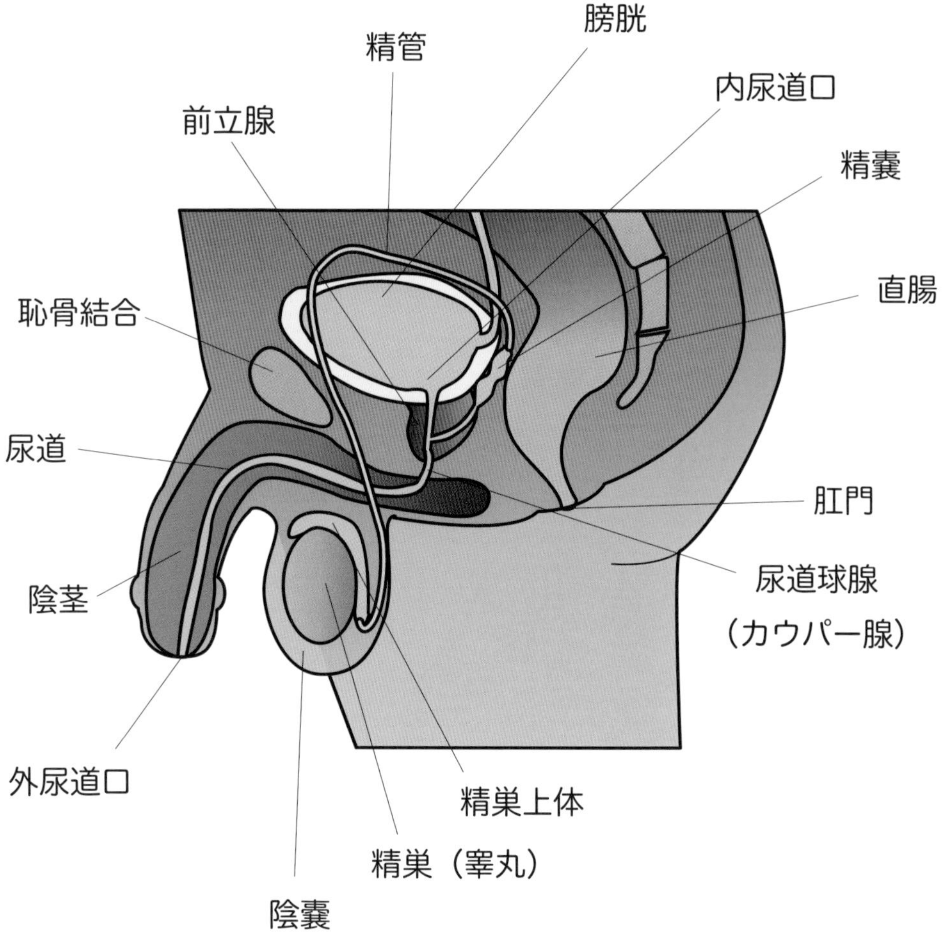

MEMO

体外にある理由は睾丸で生成される精子が熱に弱いため、とされています

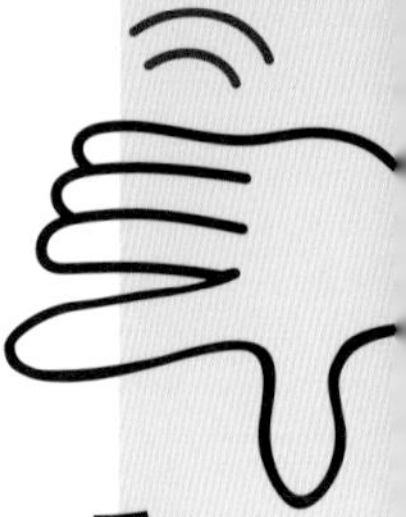

その状態、睾丸の不調が原因かも…①

「頻尿」

寝る前にトイレに行ったのに、夜中、尿意を我慢できず起きてしまう。そして寝不足になる。もし、その尿意の原因が睾丸にあるとしたら。突然ですが、ゴムをイメージしてください。伸縮性のあるゴムは伸び縮みしますが、もし伸縮性がなければ切れてしまいます。尿を貯蔵する役割の膀胱の伸縮性は、この睾丸から分泌される「テストステロン」の量によって変わるとされています。

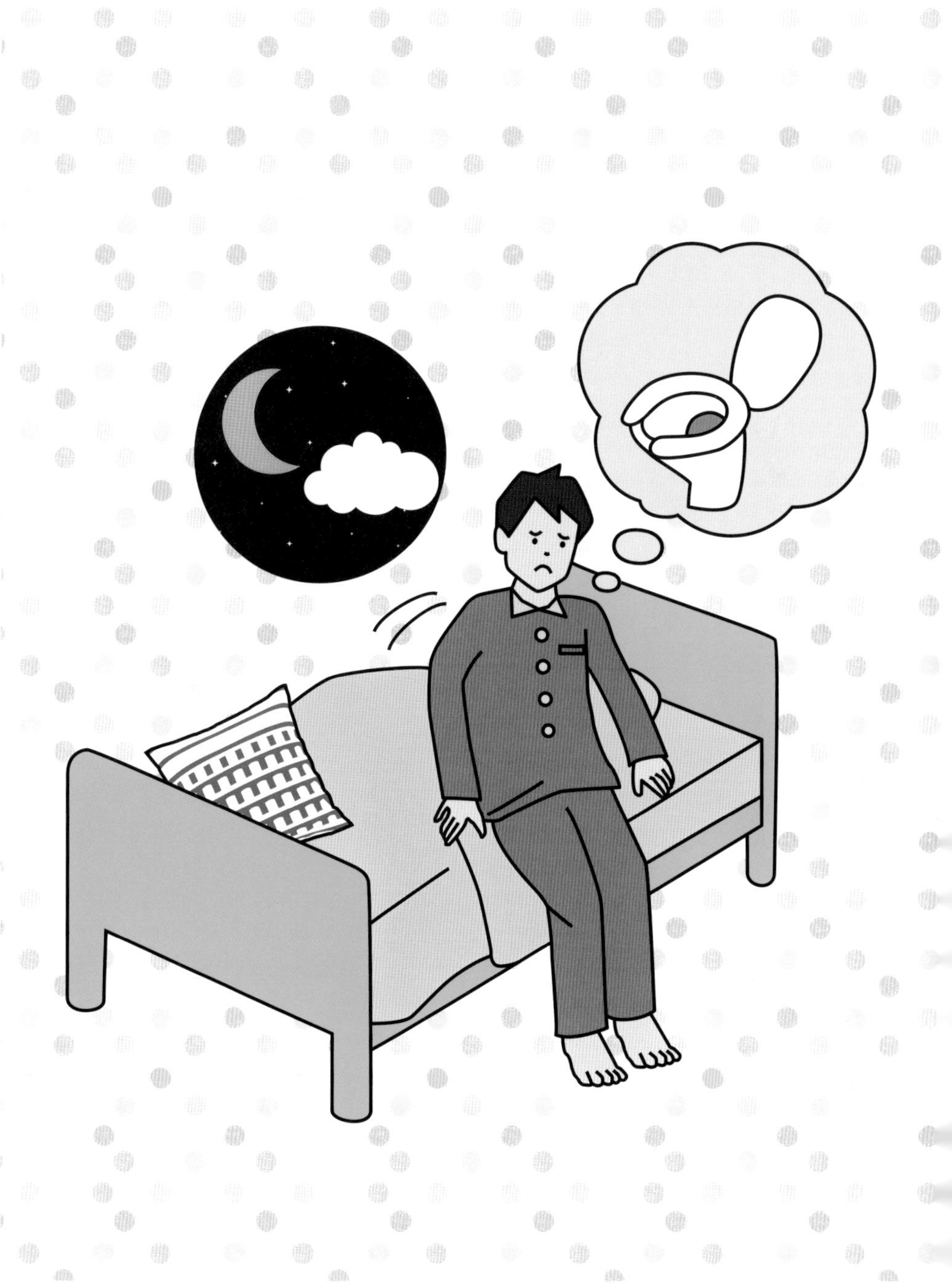

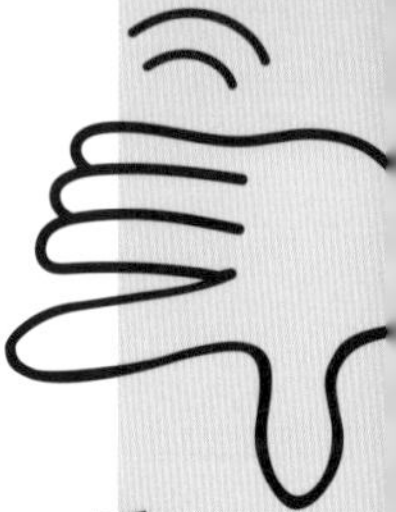

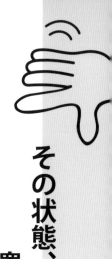

その状態、睾丸の不調が原因かも…②

「腰痛」

筋力が低下することにより姿勢の悪化を招き、疲労が蓄積。結果、慢性的な腰痛持ちに。これらは男性ホルモンの分泌量が大きく影響している可能性があります。睾丸が不調だと、本来、分泌されるはずの「テストステロン」の量が減少し、筋肉を作り出す働きが弱まります。すると、姿勢の悪化や疲労蓄積につながり、腰痛を招くのです。

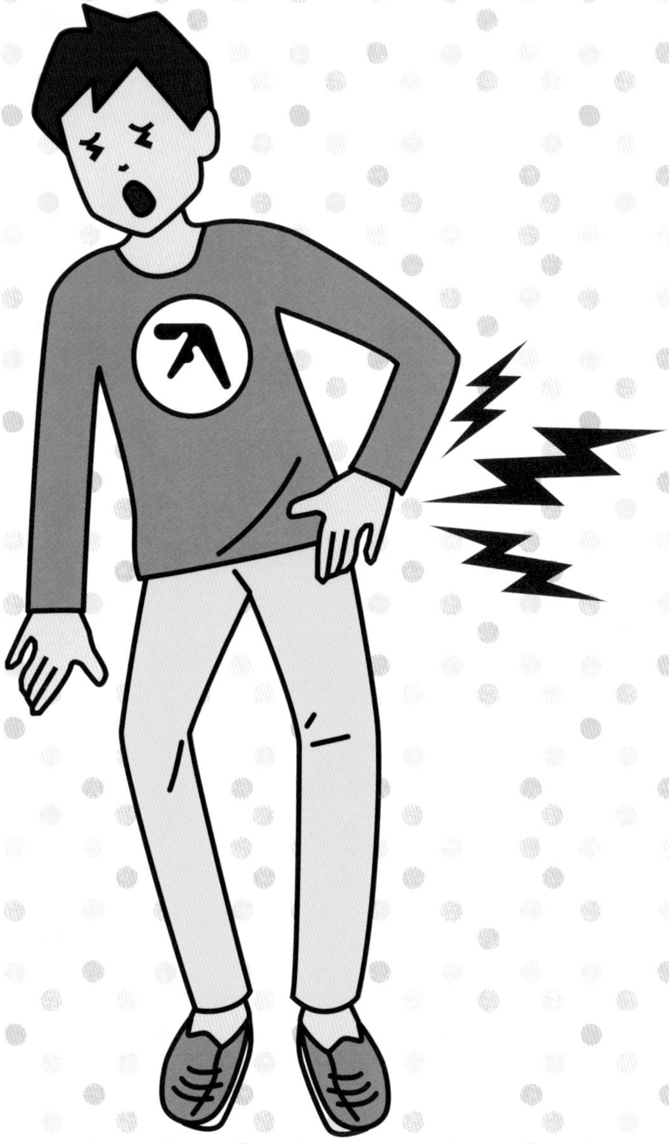

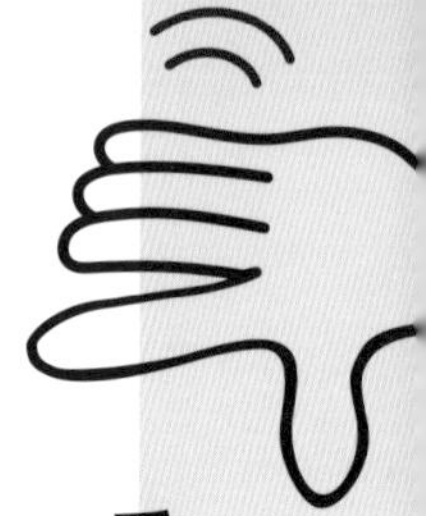

その状態、睾丸の不調が原因かも…③

「性欲減退」

朝《あさ》勃《だ》ちしない、勃起しないと悩む男性は多く、近年では若年層でもその傾向が強くなっています。もはや全世代共通の悩みと言っても過言ではないのです。すでに「ED」（勃起不全）という病名も浸透し、効果的な薬の開発も進んでいますが、睾丸を整えることで「テストステロン」が分泌され、勃起力を高める血管を強くしてくれるという研究結果も報告されています。

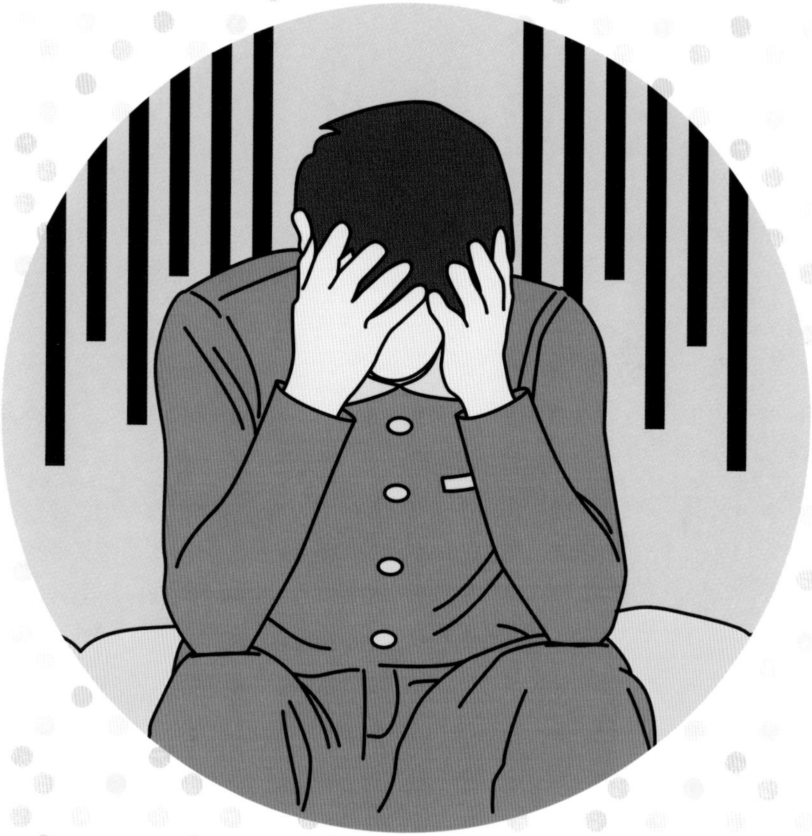

MEMO

朝勃ちや勃起は健康のバロメーター。
体や心が健康であれば、年齢を問わず
活力ある状態になります

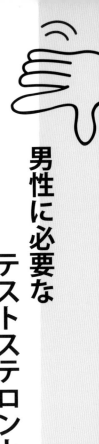

男性に必要なテストステロンとは？

睾丸の不調により「テストステロン」の分泌量が低下し、体のいろいろな不調につながる可能性があることをご説明しました。では、テストステロンは一体、どのようなホルモンなのか。そもそもテストステロンの95％は睾丸で分泌するとされており、20代をピークにその量は減少していくようです。また、コレステロールから作られるのがテストステロンの特徴の一つ。過度な糖質オフダイエットなどはホルモン減少の側面からもあまり良くないようです。

テストステロンの働き

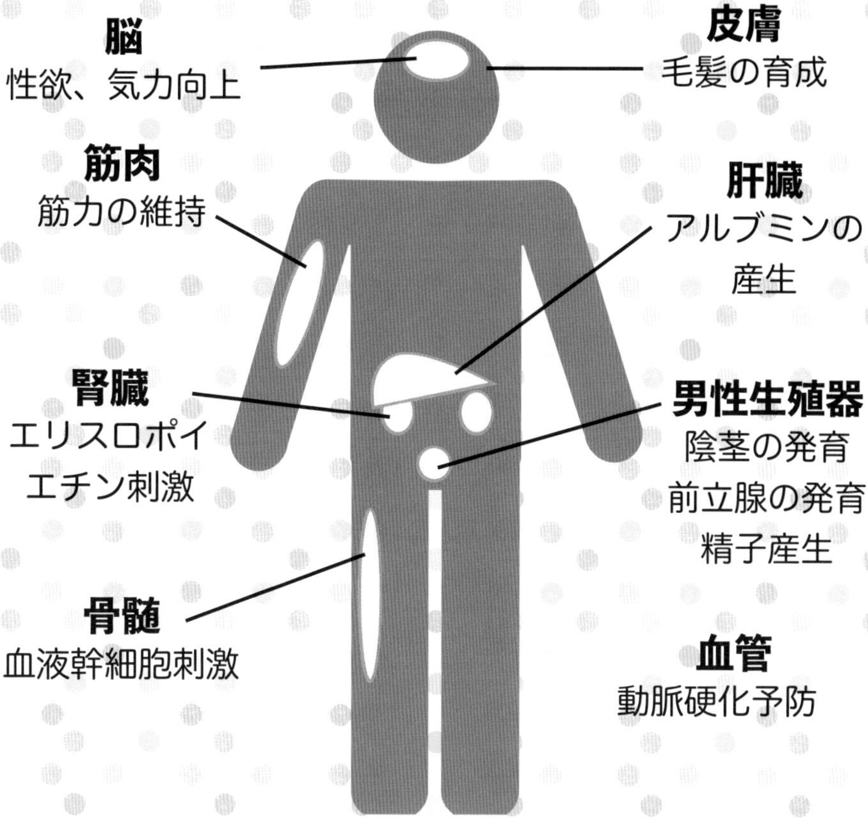

MEMO

テストステロンは別名「モテ（る）ホルモン！」。女性はそれを脳で感じ取っています

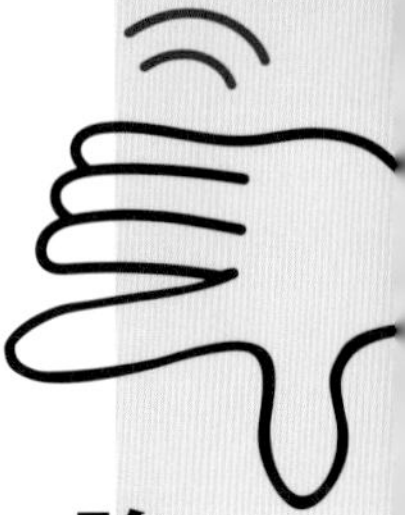

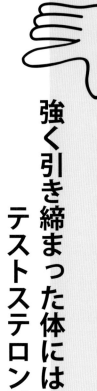

強く引き締まった体には テストステロンが必要

テストステロンの効果①

テストステロンは筋肉を増やす働きを持つホルモンです。年齢とともに減少していきますが、様々な要因で一定以上に減少してしまうと、トレーニングや日々の運動もその効果を最大化できなくなります。ある実験でテストステロンを継続的に投与した方の内臓脂肪の量や血糖値が下がったという結果もあることから、強く引き締まった体にはテストステロンが必要だと考えられます。

テストステロンレベルの改善

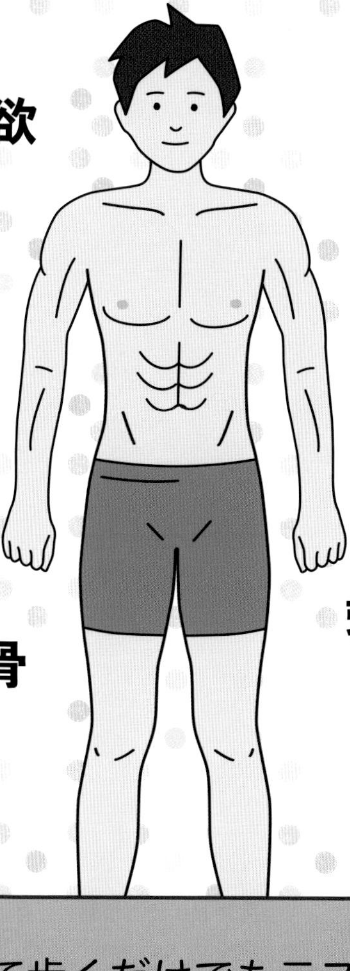

MEMO

胸を張って歩くだけでもテストステロンは分泌されます

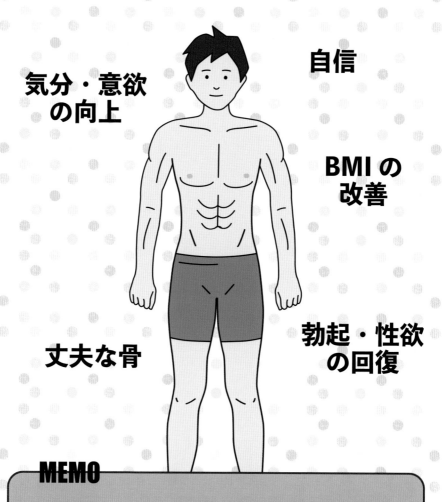

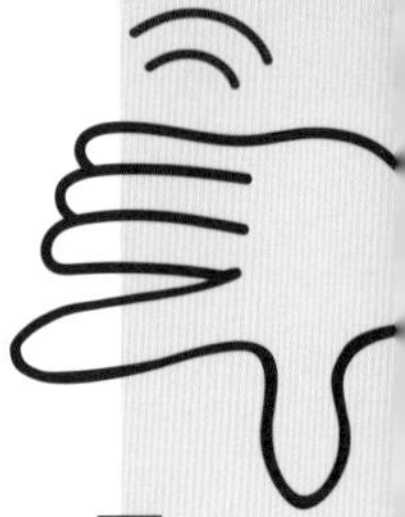

テストステロンの効果②

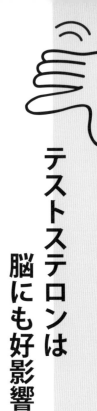

テストステロンは 脳にも好影響

閉経後の女性にテストステロンを投与したところ、記憶力に改善が見られた、男性と女性では女性の方が認知症になる可能性が高い、など近年、脳とテストステロンの結びつきを証明するデータが増えてきています。それによると、テストステロンには脳の神経細胞の枝を増やし、それぞれのつながりを強くする働きがあり、結果、記憶力、集中力などの向上につながったようです。

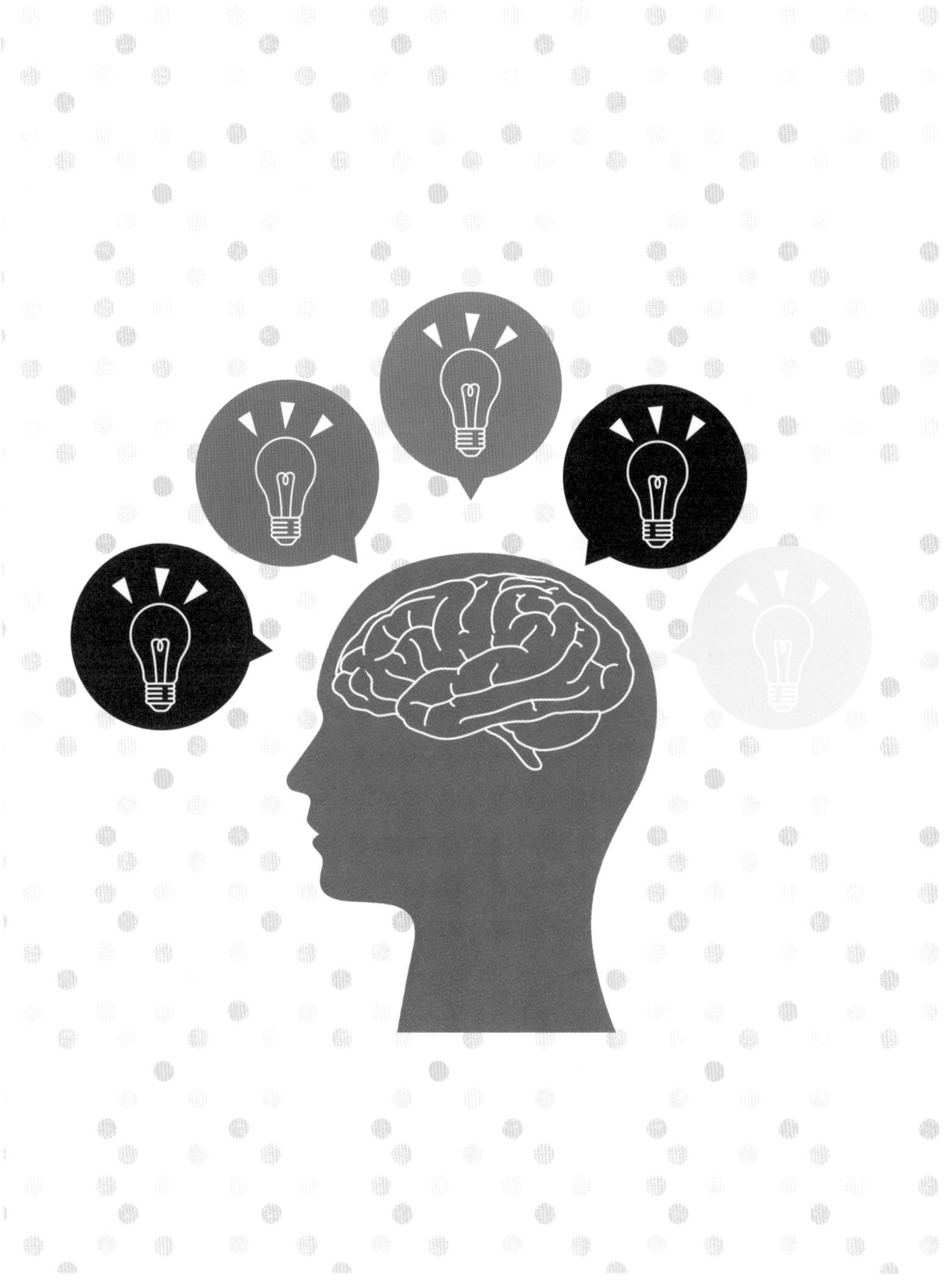

テストステロンの効果③

頻尿の原因が前立腺肥大とした場合、その原因の一つに動脈硬化があるとのこと。硬い動脈や流れが悪い血流に効果的とされている一つが、勃起と射精です。勃起することで陰茎や前立腺の血流や動脈は良化し、射精時は前立腺が収縮を繰り返し弾力性が増すとされています。結果、前立腺肥大が改善し、頻尿改善につながる可能性があるようです。

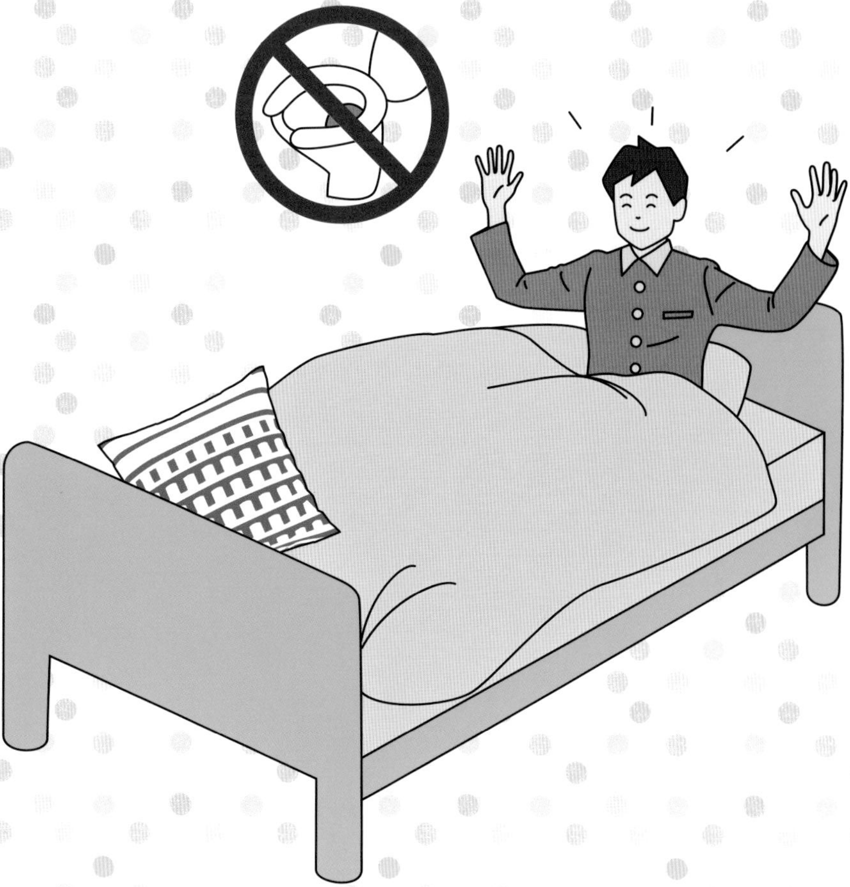

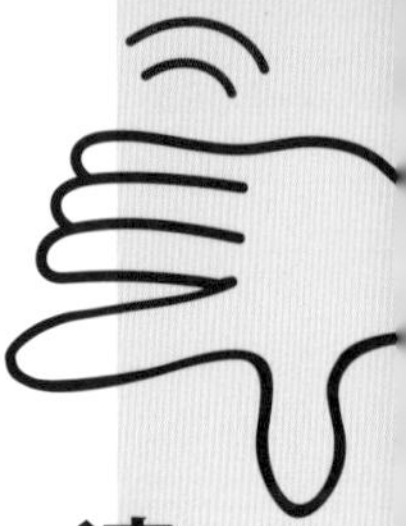

テストステロンを増やすために必要なこと①

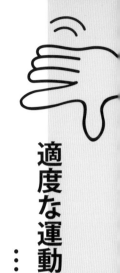

適度な運動
…だけど長時間の運動はＮＧ！

ある研究で「運動をした日」と「運動をしなかった日」の血中テストステロンを運動時間軸で計測した結果、一定時間内の運動であればテストステロン値の上昇が認められました。一方で１２０分超の運動では「運動をしなかった日」よりもテストステロン値が下がるという結果に。過度な運動は避け、簡単に続けられる運動を心掛けましょう。

適度な
運動は大切!!

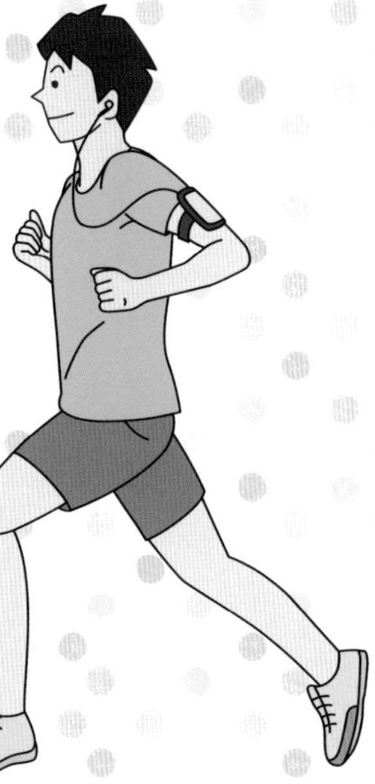

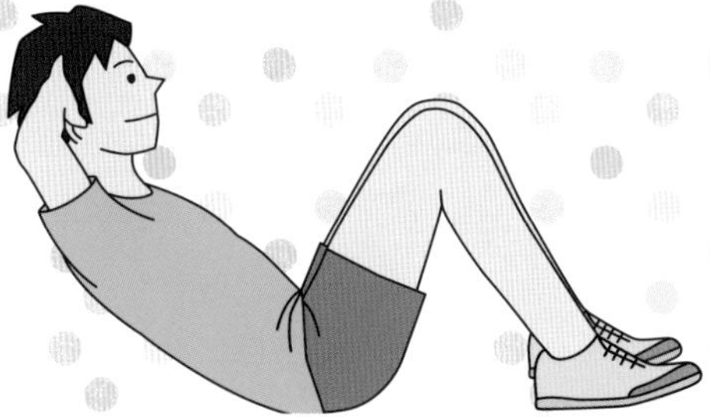

テストステロンを増やすために必要なこと②

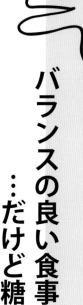

バランスの良い食事…だけど糖質オフダイエットは危険！

テストステロンの原料はコレステロールです。近年、ダイエットの際に糖質制限をする方が増えていますが、糖質を過度に制限すると、逆に筋肉を作り出す機能、内臓脂肪を減らす機能などがテストステロン不足で損なわれてしまう恐れがあります。過度な糖質の摂取も問題ですが、テストステロンの存在や働きのためにもバランスの良い食事を！

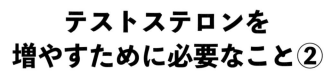

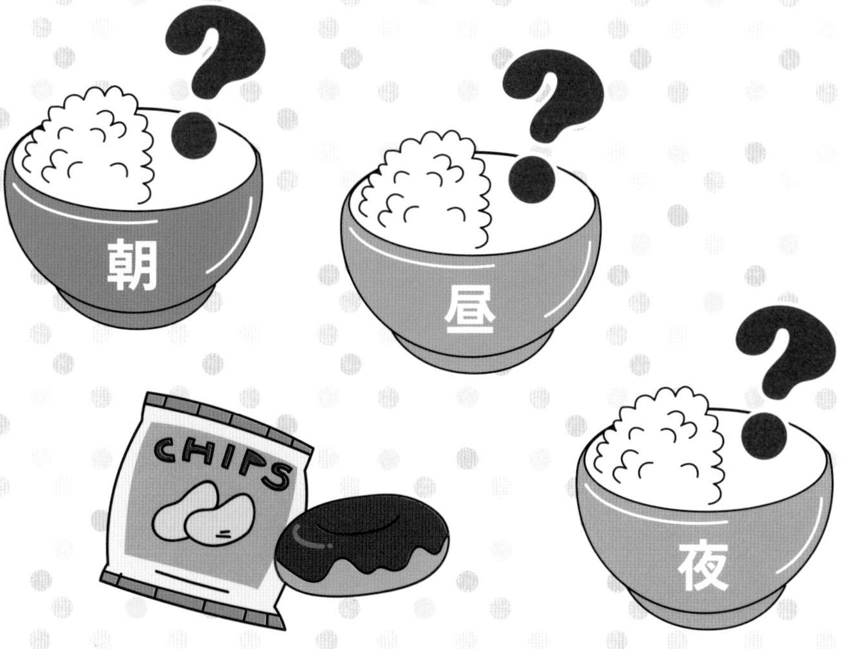
朝
昼
CHIPS
夜

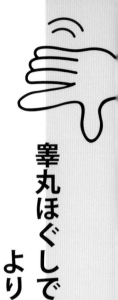

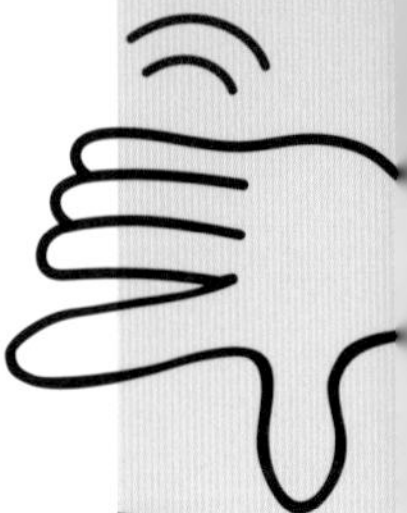

睾丸ほぐしで より健康的で活力ある日々を！

テストステロンを増やすために必要なこと③

本書のメインテーマである「睾丸ほぐし」。これなくして、テストステロン向上の最大化はありえません。近年では、様々な薬の登場により、多くの悩みが改善できるようになってきましたが、まずはご自身の力で改善へのチャレンジをしてみてはいかがでしょうか。自宅で一人でカンタンにできるこの健康法で若々しい活力ある毎日を過ごしましょう！

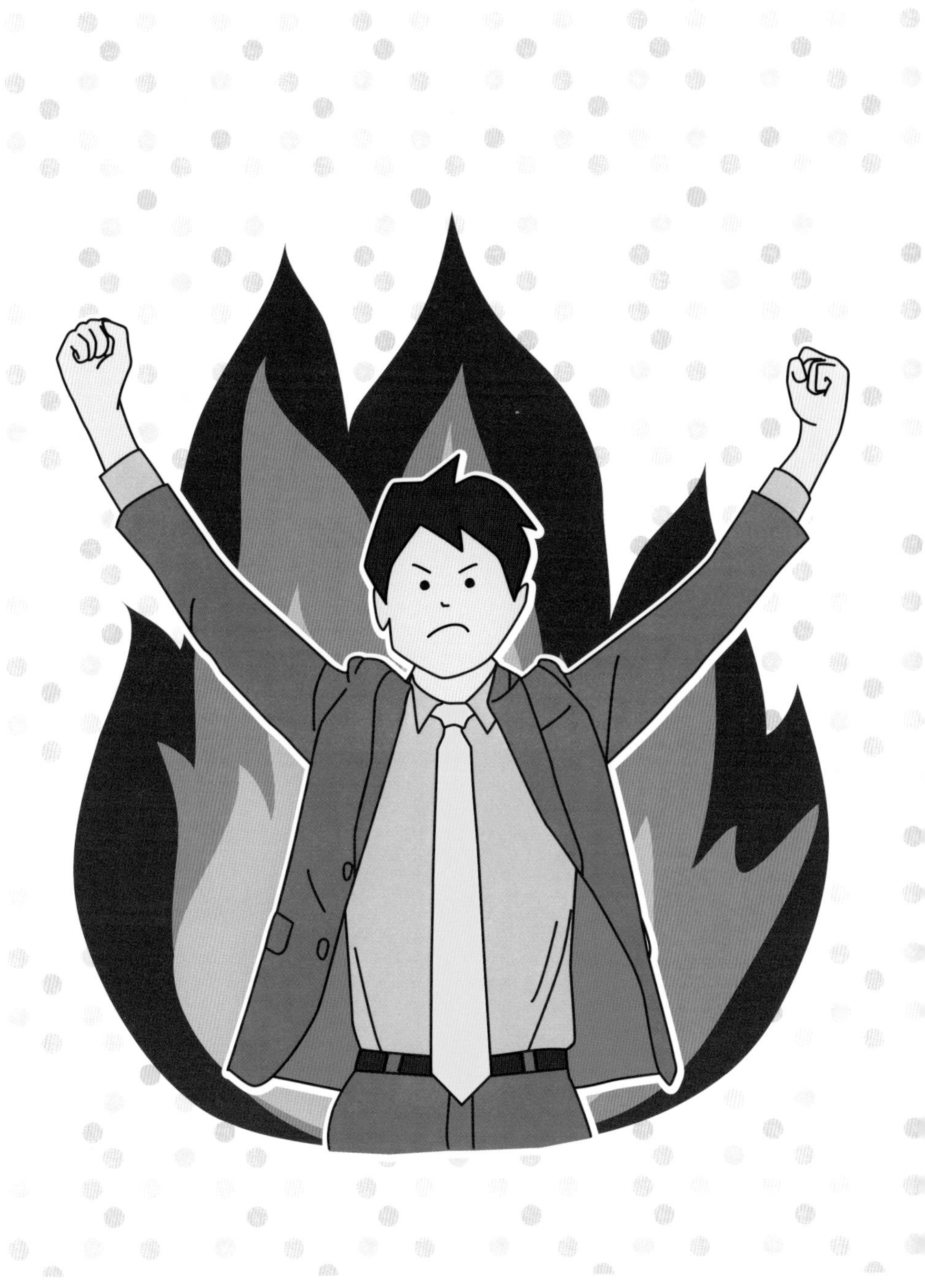

テストステロンを増やす
大切な３つ！

適度な運動 ▶Part 2 へ

睾丸ほぐし ▶Part 3 へ

バランスの良い食事 ▶Part 4 へ

テストステロンが司る代表的な４つの力があります。「筋力」「気力」「集中力」「記憶力」です。上記の３つを本書で学んでいただき、生涯現役に大切なこの４つの力を向上させるためにも、日々の睾丸の状態を感じ、睾丸と向き合った生活をぜひ始めてみてください！

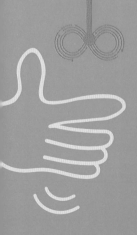

Part 2

睾丸ほぐし準備体操

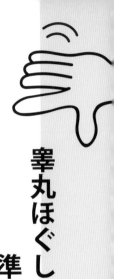

睾丸ほぐし
準備体操について

睾丸ほぐしの前に、自宅で簡単に毎日できる準備体操をご紹介します。それはラジオ体操です。このラジオ体操（第一）は、老若男女問わず誰でも行え、全身を動かす内容となっているため、多忙な毎日で固まった体をほぐす意味でも最適な運動であり、まさに準備体操というわけです。本書では、睾丸ほぐしに効果的なものに絞ってご紹介していますので、ぜひ、この体操を生活に取り入れ、固まった筋肉や血流を刺激してください。

準備体操のポイント

Point 1

ストレッチ効果

多忙な日々で固まった筋肉が伸びている意識を持つ

Point 2

体の内側から温かくなる

ひねる、そらすなどの動作で内臓や血流を刺激し体温の上昇を感じる

睾丸だけをほぐしても効果を最大化できません。体全体を整えることこそが最大化へとつながります。可能な方はラジオ体操を全て行ってください。体に痛みなどがある方は無理のない範囲で挑戦してみましょう！

伸びの運動

睾丸ほぐし準備体操①

まずは伸びの運動で胸や
お腹周りを伸ばします。

2回

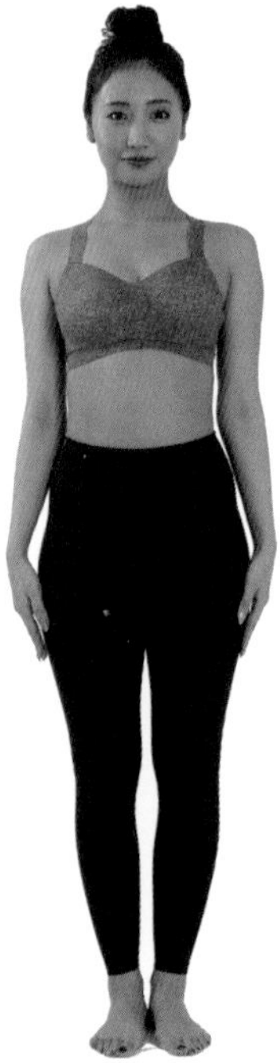

STEP 1

かかとをつけて背
すじを真っ直ぐに
する

STEP 2

両腕を前から
ゆっくり上げる

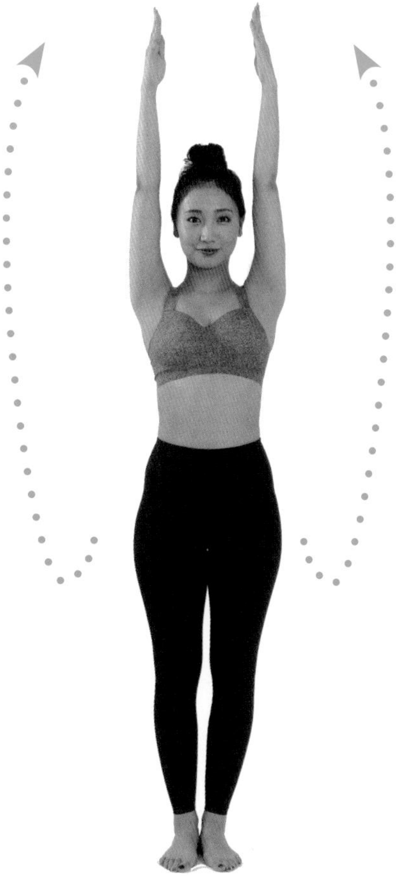

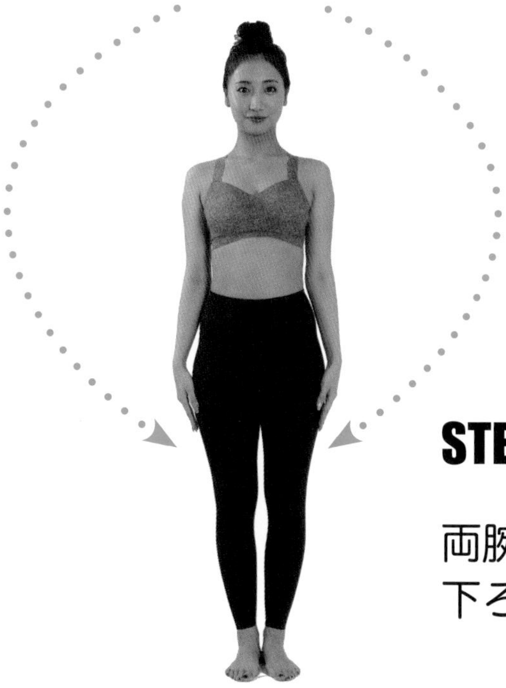

STEP 3

両腕を横から
下ろす

胸をそらす運動

睾丸ほぐし準備体操②

首元と胸を意識して
行いましょう

4回

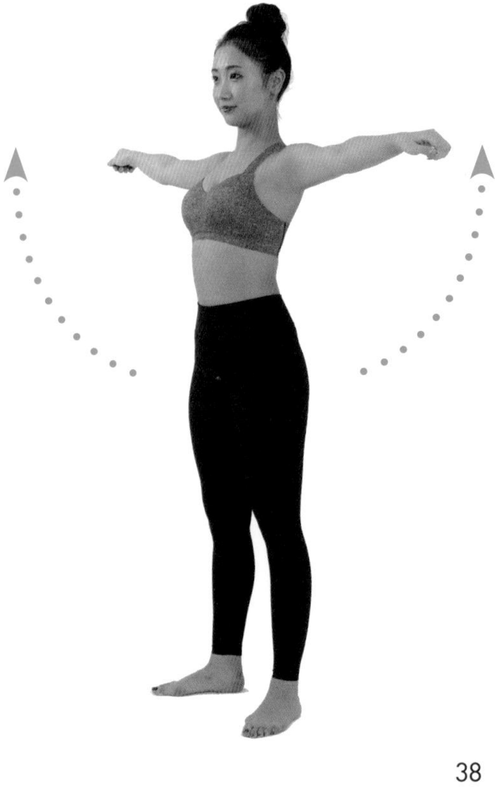

STEP 1

左足を真横に踏み出し、両腕を肩の高さまで振り上げる

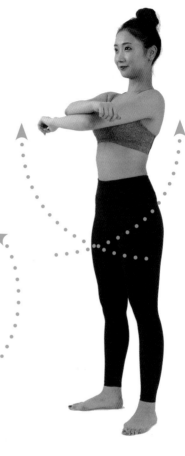

STEP 2

両腕を体の前で
交差させる

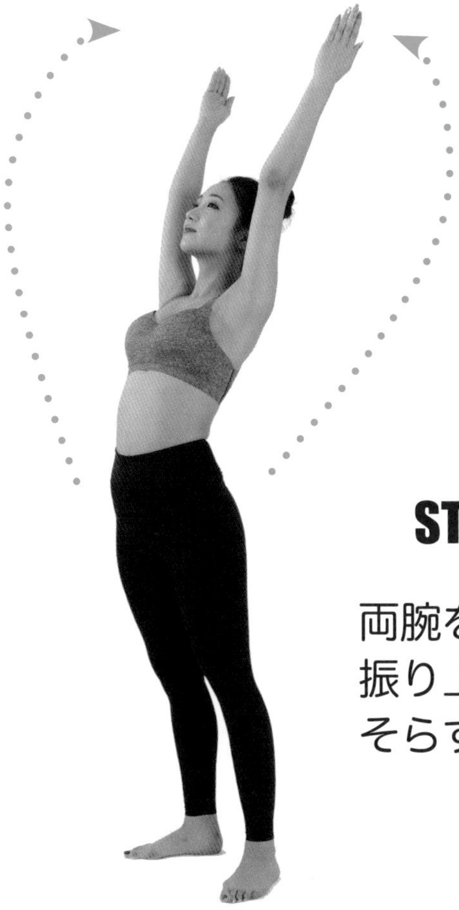

STEP 3

両腕を斜め上に
振り上げ、胸を
そらす

体を横に曲げる運動

睾丸ほぐし準備体操③

体の側面（腹斜筋）の伸びを
感じながら行いましょう

左右
各**4**回

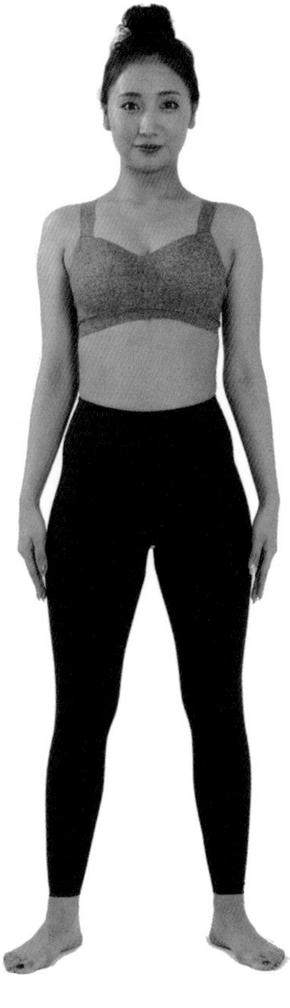

STEP 1

足を肩幅に開く

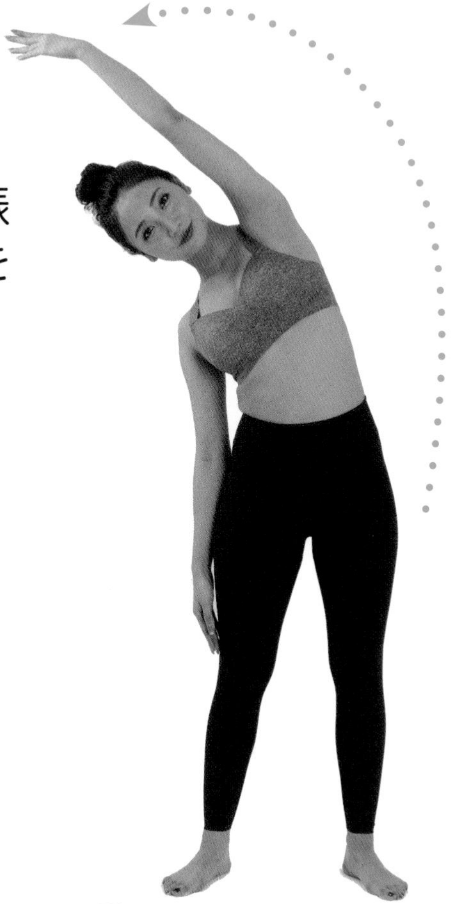

STEP 2

左腕を真横から振り上げ、上半身を右側へ倒す

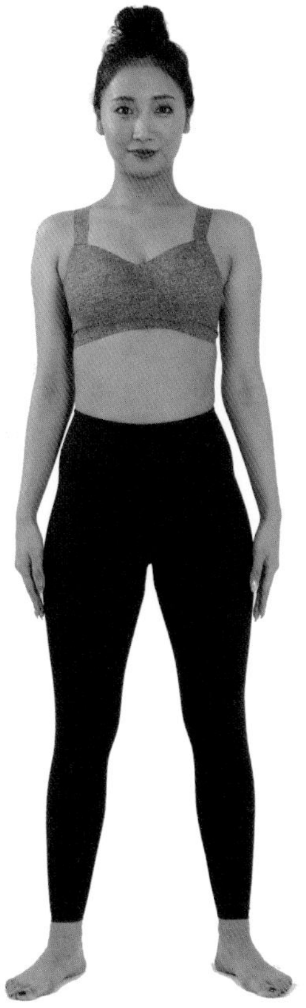

STEP 3

左腕を戻したら、反対側も同様に行う

体を前後に曲げる運動

睾丸ほぐし準備体操④

背中や腰、お腹の伸びを意識しながら行いましょう。最初から大きなはずみはつけず、段階的に強度を上げてください。

2回

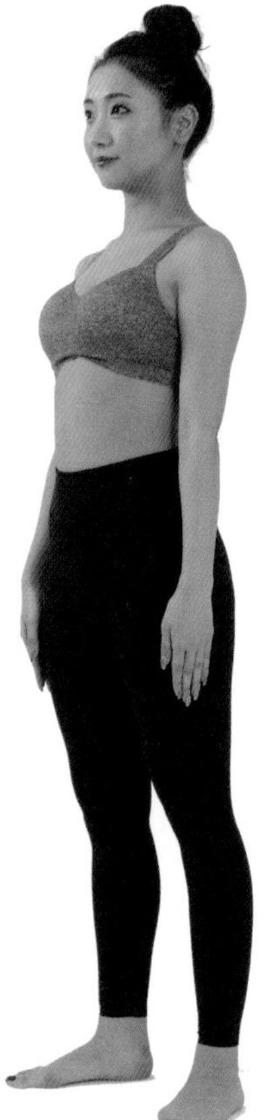

STEP 1

足を肩幅に開き、
上半身の力をぬく

STEP 2

はずみをつけながら3回前屈する

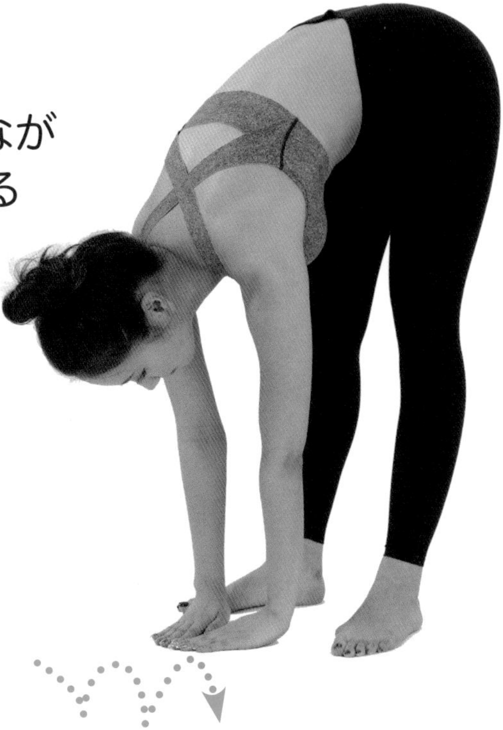

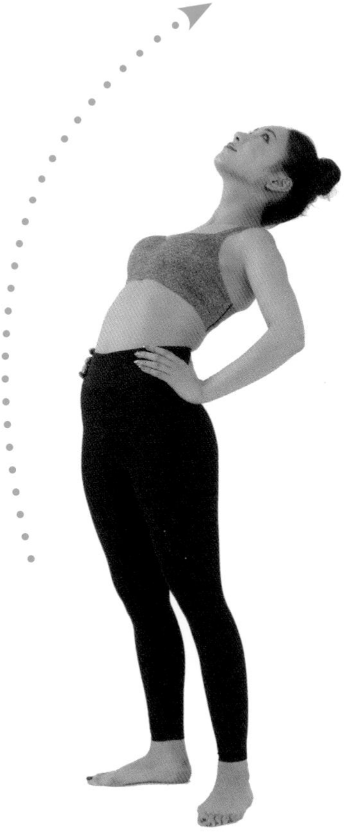

STEP 3

手を腰に当て、上半身を後ろにそらす

体をねじる運動

睾丸ほぐし準備体操⑤

下半身が流れないようにひざを固定して
体幹を意識して行ってください。

左右
各2回

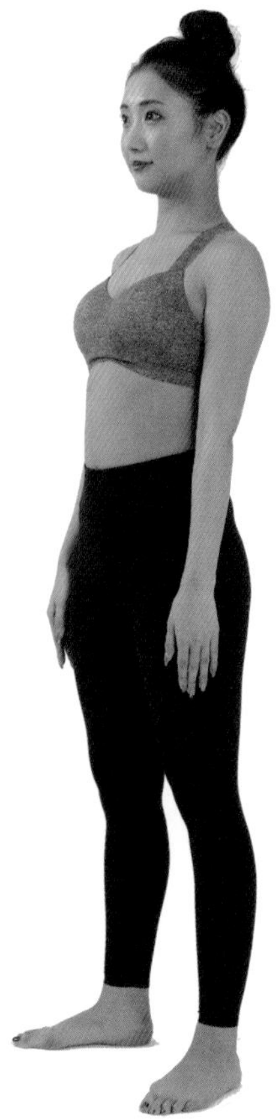

STEP 1

足を肩幅に開く

STEP 2

腕を軽く振りながら上半身を左右、左右の順でねじる

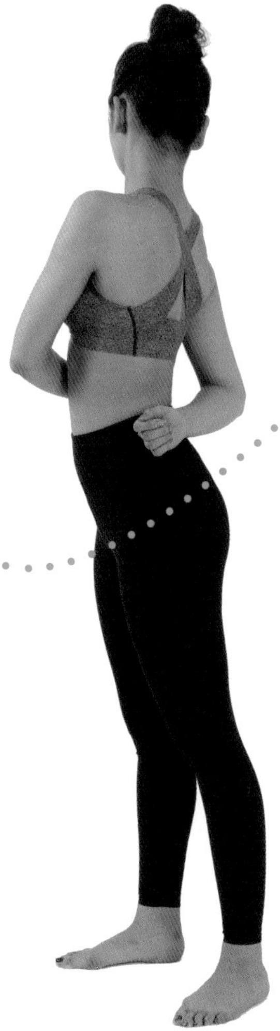

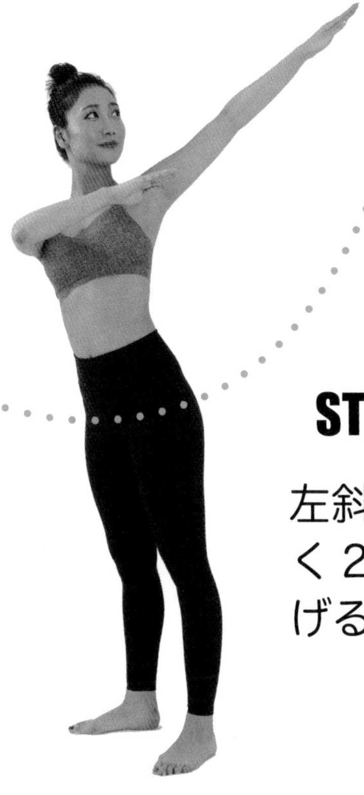

STEP 3

左斜め後ろに大きく２回腕を振り上げる

体を斜め下に曲げ、胸をそらす運動

睾丸ほぐし準備体操⑥

お尻やももの裏が伸びる
ように行ってください。

左右
各2回

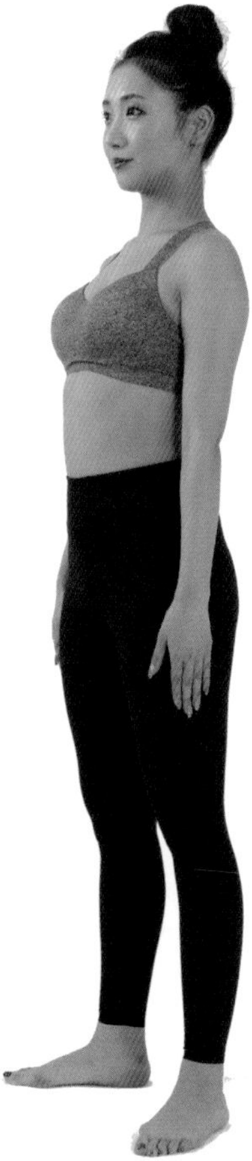

STEP 1

足を肩幅に開く

STEP 2

はずみをつけながら、左足に向かって２回前屈する

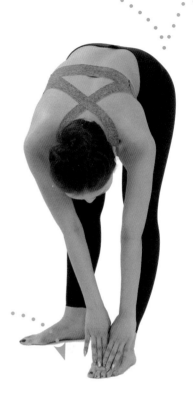

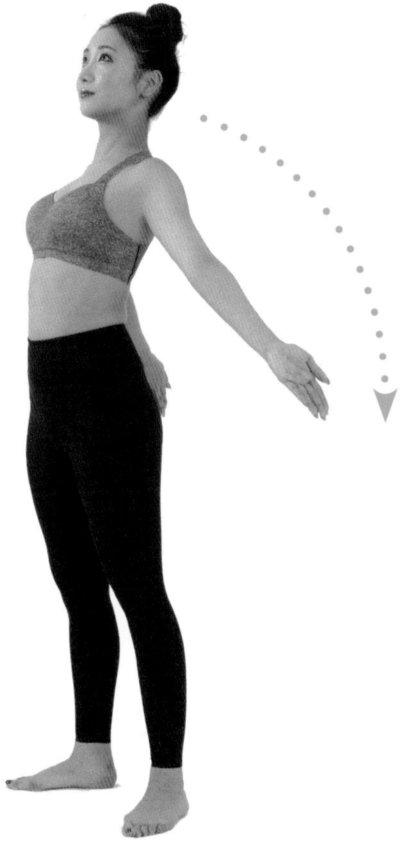

STEP 3

腕を斜め下に開いて胸をそらす

腰やひざなどに
痛みがある人は！

読者の皆さまの中には腰やひざに痛みを抱えている方もいるかと思います。立つのが辛い、曲げ伸ばしが大変という方は、ラジオ体操は座っても行えますので、無理のない範囲で、ぜひ、諦めずチャレンジしてみてください！

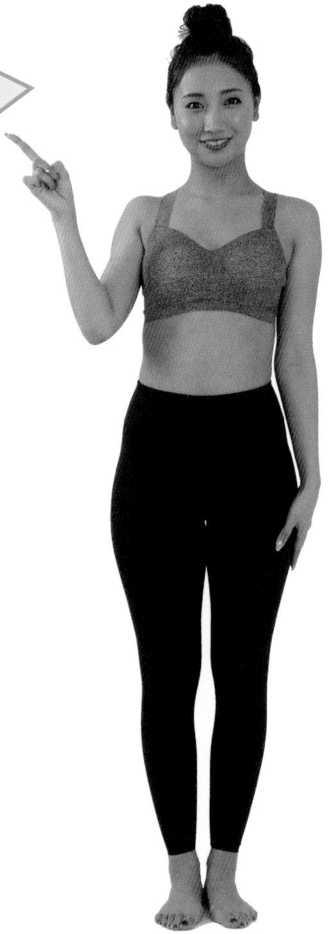

背伸びをする

峯丸ほぐし座って準備体操①

2回

STEP 1

浅く椅子に腰かける

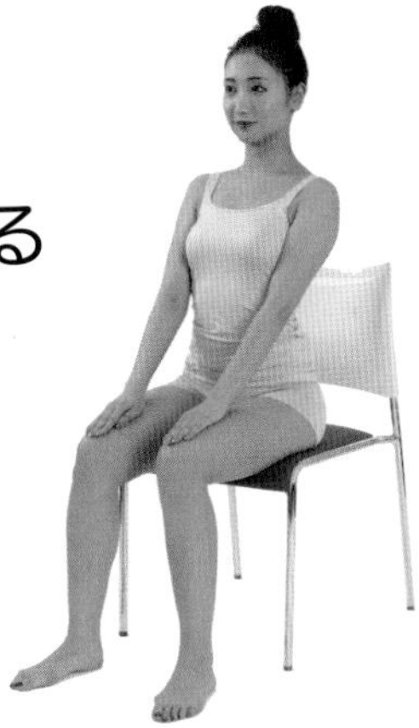

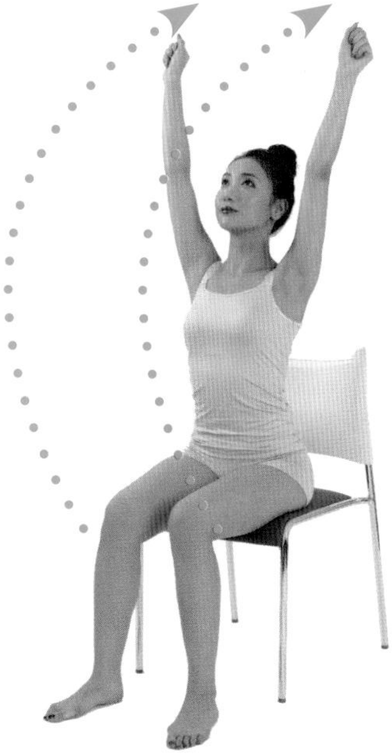

STEP 2

両腕を前から高く上げ、背すじを伸ばす

STEP 3

両腕を前から下ろす

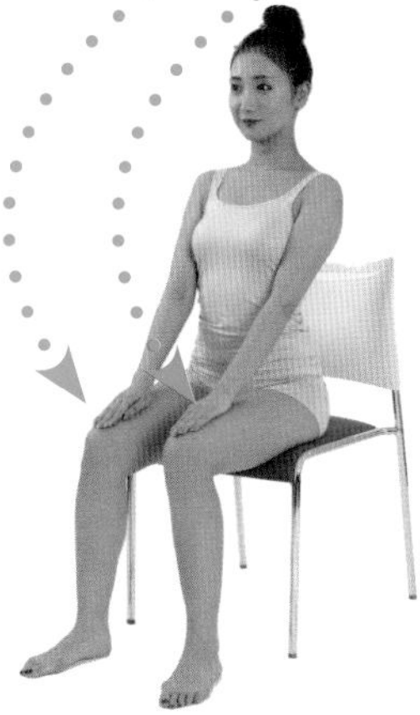

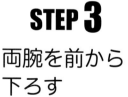

睾丸ほぐし座って準備体操②

胸をそらす

4回

STEP 1

両腕を胸の前で
交差させる

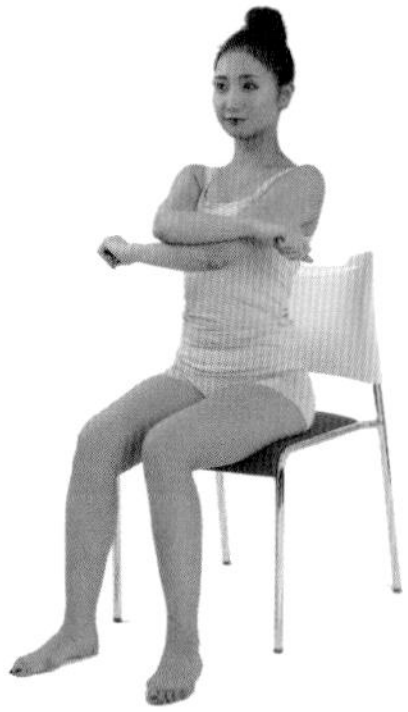

STEP 2

交差した両腕
を横に広げる

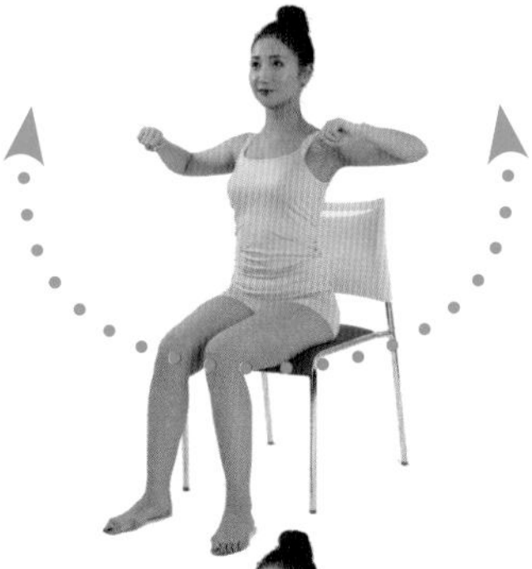

STEP 3

両腕を戻し
交差させる

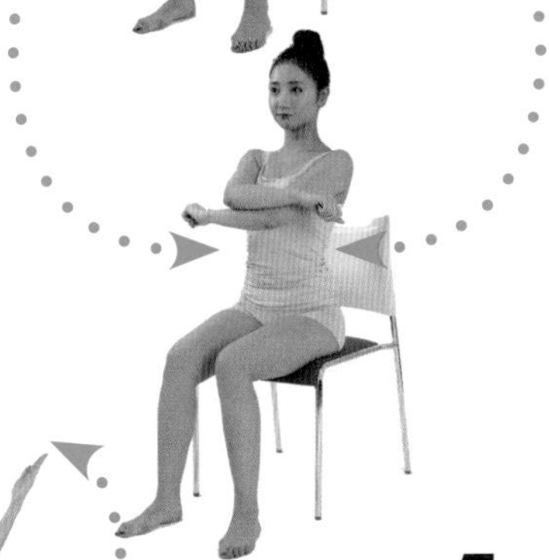

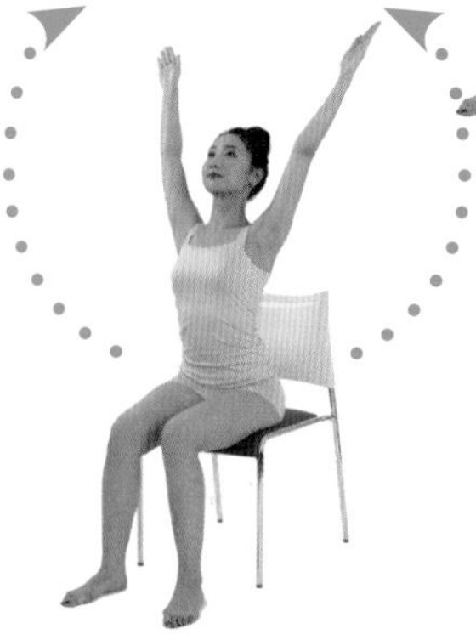

STEP 4

斜め上に両腕を
振り上げ胸をそ
らす

体を横に曲げる

睾丸ほぐし座って準備体操③

左右
各2回

STEP 1

浅く椅子に
腰かける

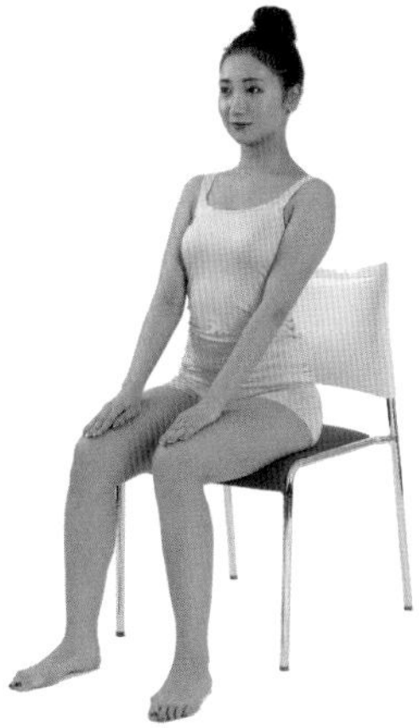

STEP 2

左腕を横から
振り上げ上半
身を右側へ倒
す。反対側も
同様に行う

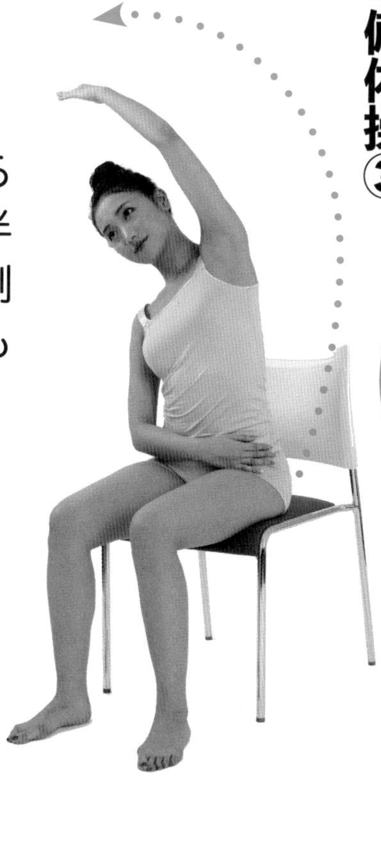

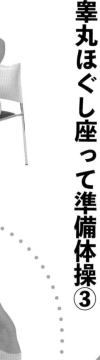

体を前後に曲げる

睾丸ほぐし座って準備体操④

2回

STEP 1

浅く椅子に
腰かける

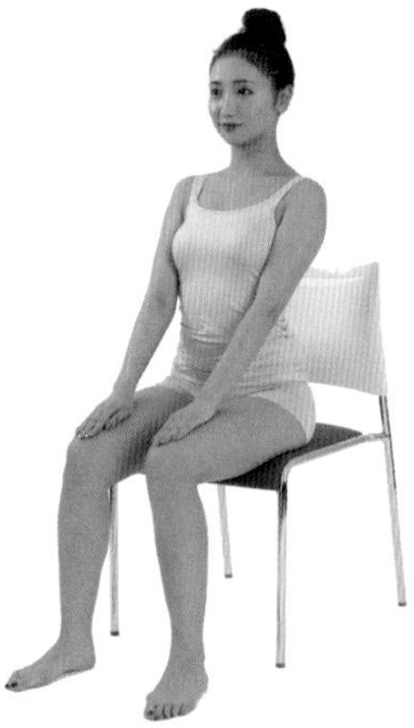

STEP 2

足首に触れる
ように上半身
を曲げる

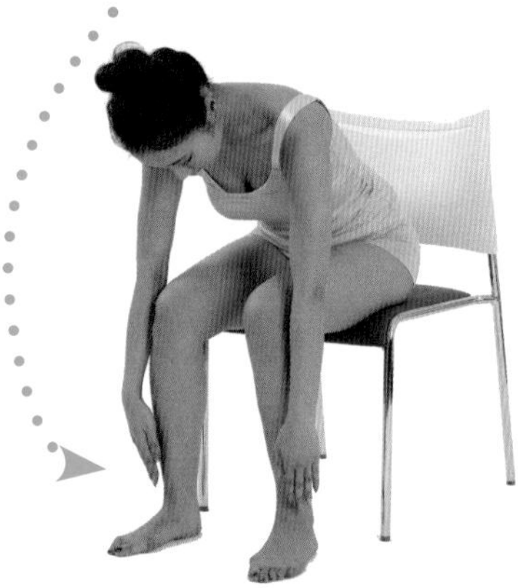

STEP 3

上を見上げるよ
うに上半身をそ
らす

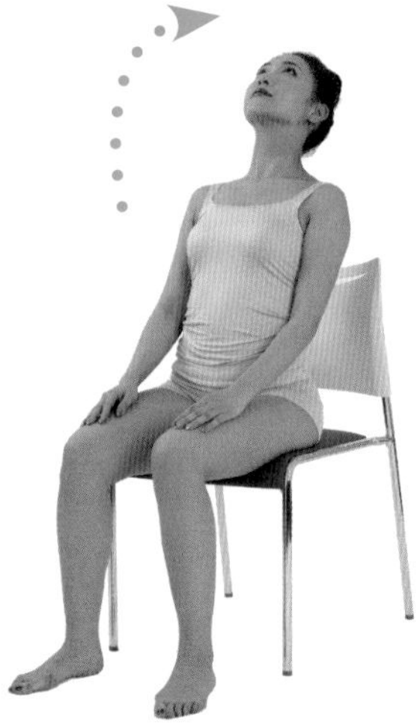

睾丸ほぐし座って準備体操⑤

体をねじる

左右
各2回

STEP 1

浅く椅子に
腰かける

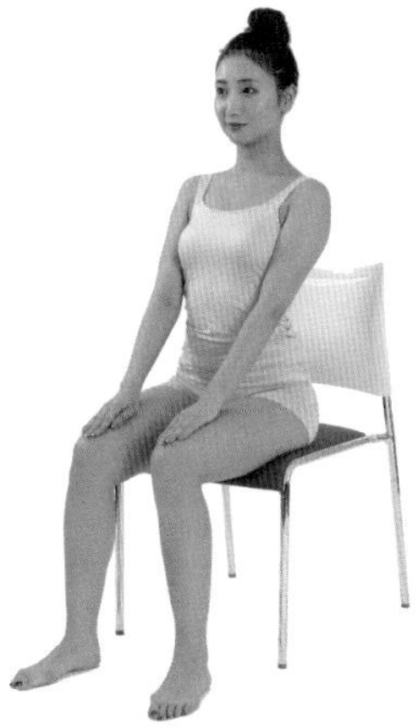

STEP 2

両腕を曲げ
左右にねじる

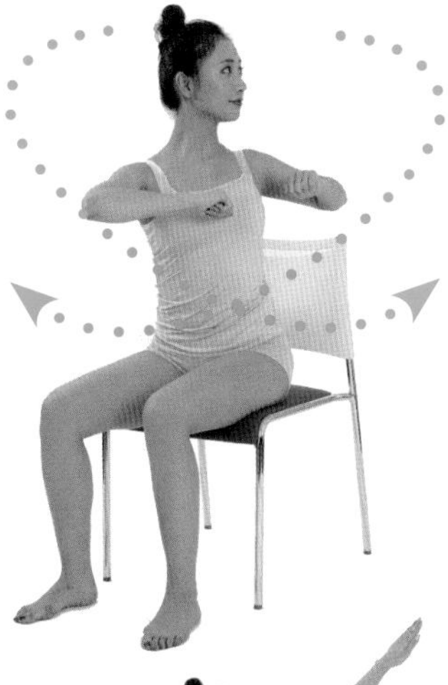

STEP 3

左斜め後ろに両
腕を伸ばす。反
対側も同様に行
う

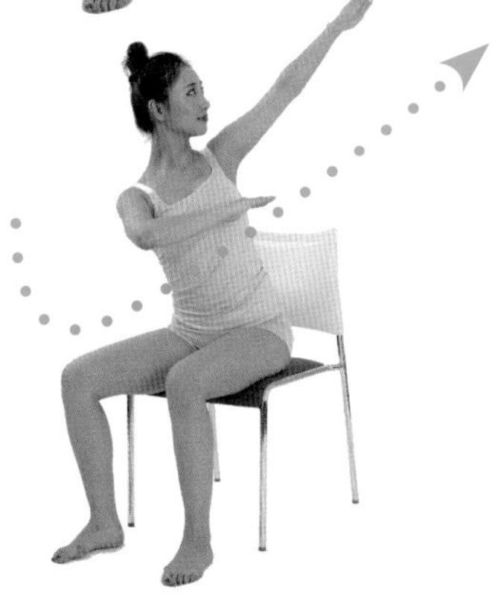

体を斜め下に曲げる

睾丸ほぐし座って準備体操⑥

左右
各2回

STEP 1

浅く椅子に腰かけ、足を肩幅に開く

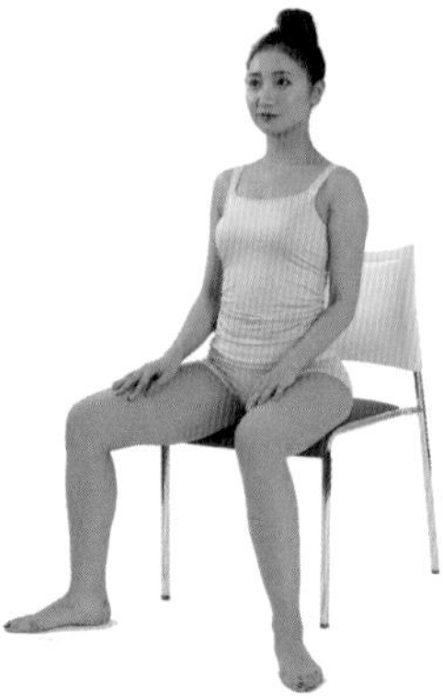

STEP 2

左斜め下に上半身を曲げる

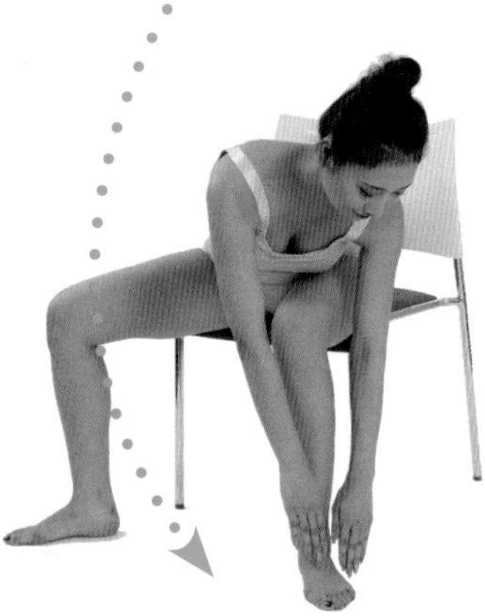

STEP 3

上半身を起こし両腕を後ろに引き、胸をそらす

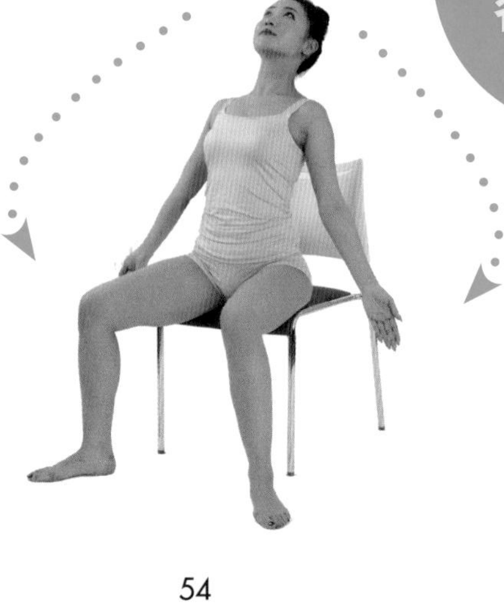

Part 3
睾丸ほぐし

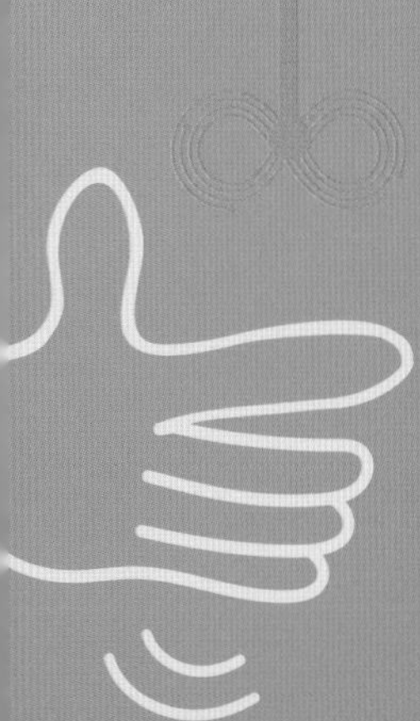

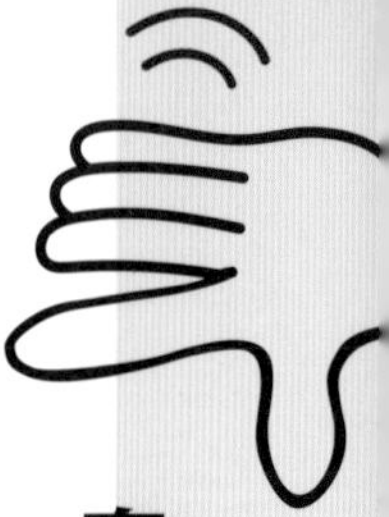

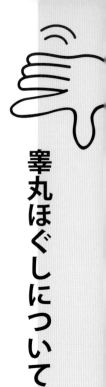

睾丸ほぐしについて

それでは、ここから睾丸ほぐしです。ここでご紹介する睾丸ほぐしは『自宅で一人でできる』が最大の特徴です。実際に行う場所はお風呂場となりますので、誰かの目を気にすることなく、この後に書かれている内容をしっかりと毎日行ってください。個人差はありますが、早い人ではその日から効果を実感できます。最初は慣れない動作や恥ずかしさがあるかもしれませんが、継続は力なり。ぜひ、今日から睾丸ほぐしを始めてみてください。

睾丸ほぐしのポイント

Point 1

シャンプーやボディソープ（石鹸）の泡を使う

必ずシャンプーやボディソープを使用して行ってください。商品によって差はありますが、それにより、ほぐす動作が滑らかになります。

Point 2

爪の長さに要注意

睾丸やその周りの部位は大変デリケートです。ぜひ、この健康法を行う前にご自身の爪の長さを確認していただき、伸びている方は切ってから行うようにしてください。

毎日実施すると、睾丸の僅かな変化に気づけるようになります。睾丸自体の硬さや皮膚の伸び具合などをご自身で把握し、日々の体調と照らし合わせることで、それがバロメーターとしての役割にもなるので、睾丸の状態を日々意識してみてください。

グーシャンプー

睾丸ほぐし①

睾丸の前に脳のコリをほぐしましょう

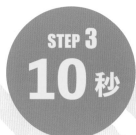

STEP 3
10秒

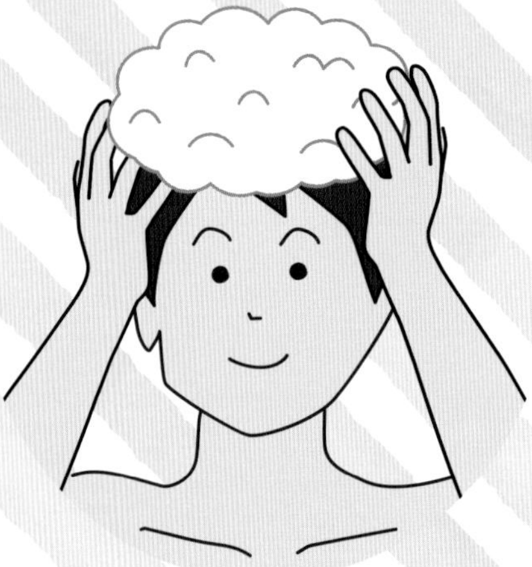

STEP 1

頭にシャンプーをつけて泡立てる

STEP 2

手をグーにする

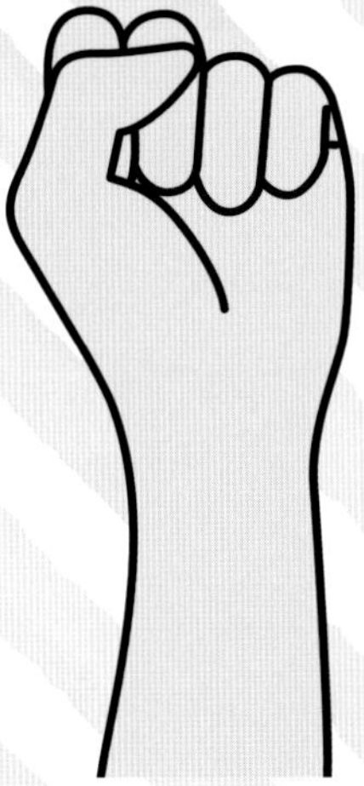

STEP 3

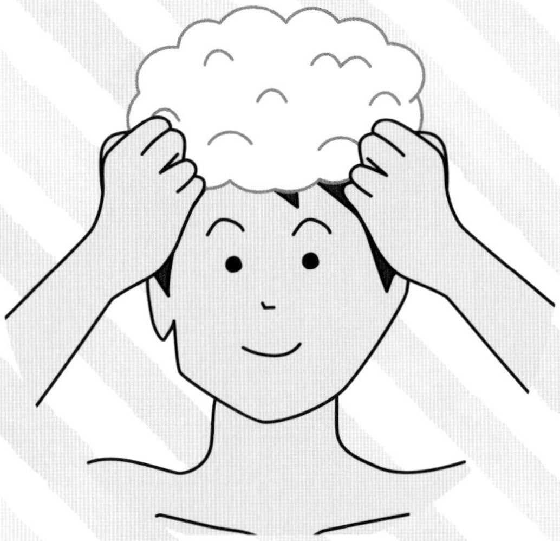

グーで円を描く
ように頭全体を
マッサージしな
がら洗う

リンパ流し

睾丸ほぐし②

次に体全体のリンパを流します。
全身のリンパの流れを良くすることで
睾丸ほぐしの効果を高めます

左右
各10秒

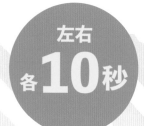

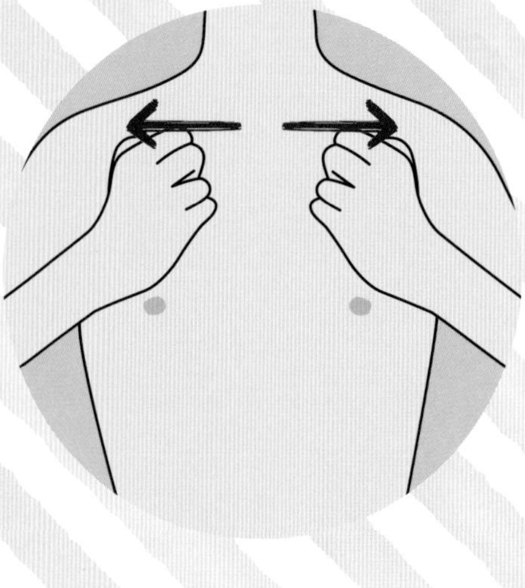

STEP 1

右手をグーにして左胸の鎖骨に沿って内外を往復しながら押し流す。反対側も同様に

STEP 2

右手で左脇をつまんで揉みほぐす。反対側も同様に

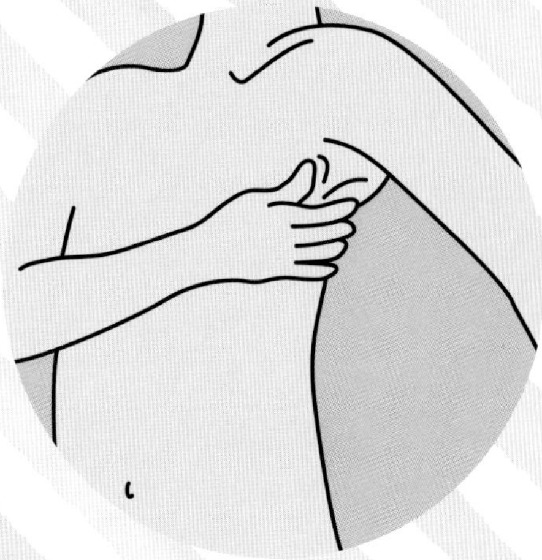

STEP 3

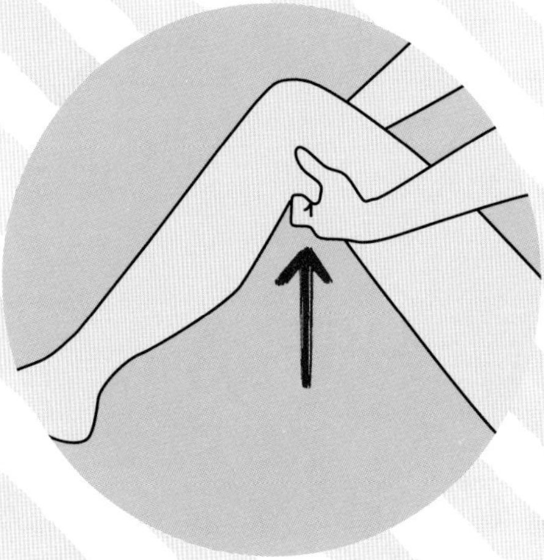

両手で左ひざ裏をつかんで揉みほぐす。反対側も同様に

そけい部のリンパ流し

睾丸ほぐし③

そけい部は上半身と下半身をつなぐ箇所にもなり、睾丸ほぐしにおいてもそけい部のほぐしは大変重要です

10秒

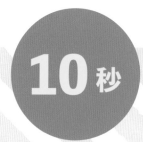

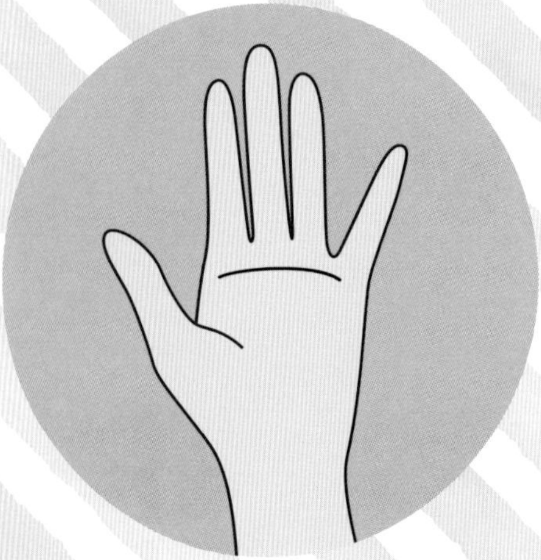

STEP 1

３本指（人差し指・中指・薬指）の形をつくる

STEP 2

そけい部に沿って、痛くない程度に圧をかけながら指を上下させる

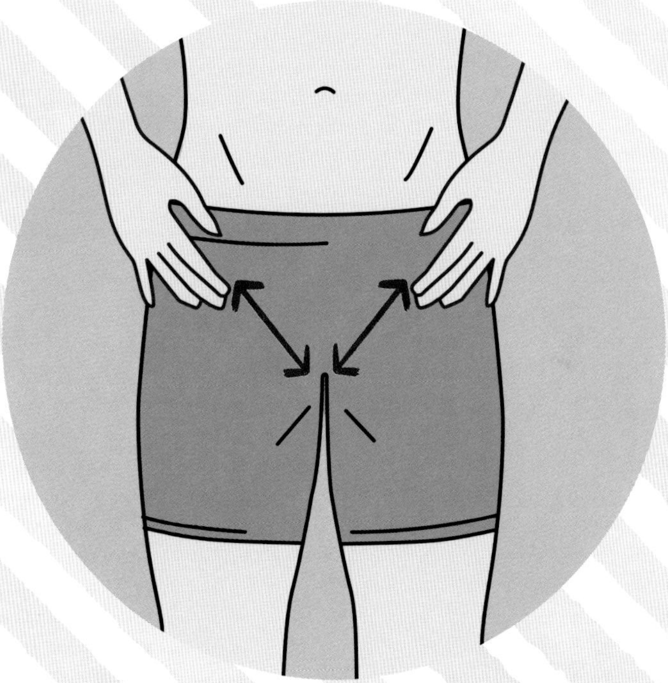

睾丸チェック

睾丸ほぐし④

その日の体調によって睾丸の硬さは変わります。確認を習慣づけるためにも、まずは睾丸の硬さチェックです

10回

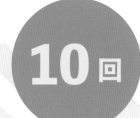

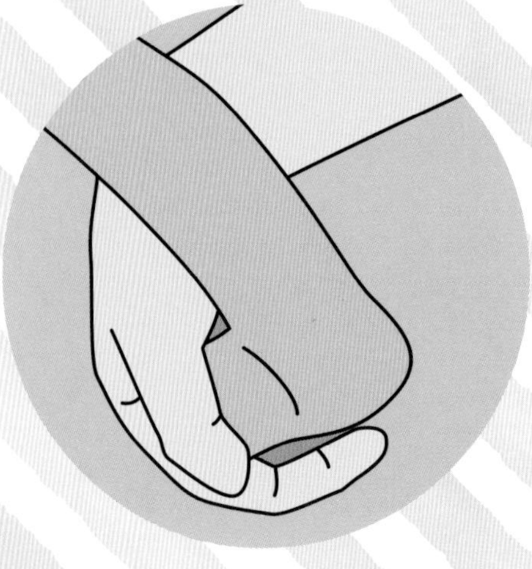

STEP 1

手全体で睾丸を包み込む

STEP 2

包み込んだ手で睾丸全体を指先にかかるまで引き上げる

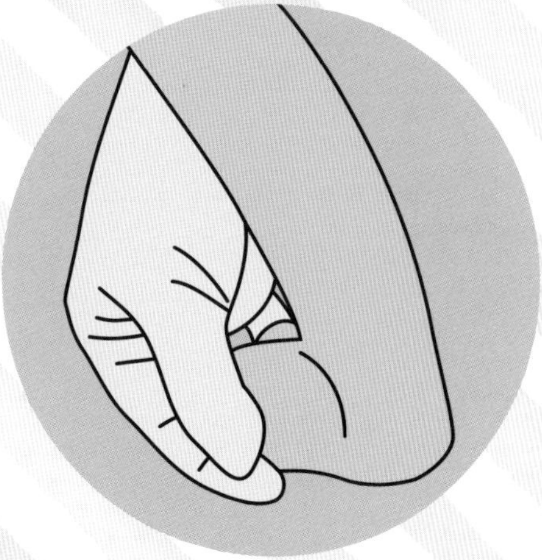

STEP 3

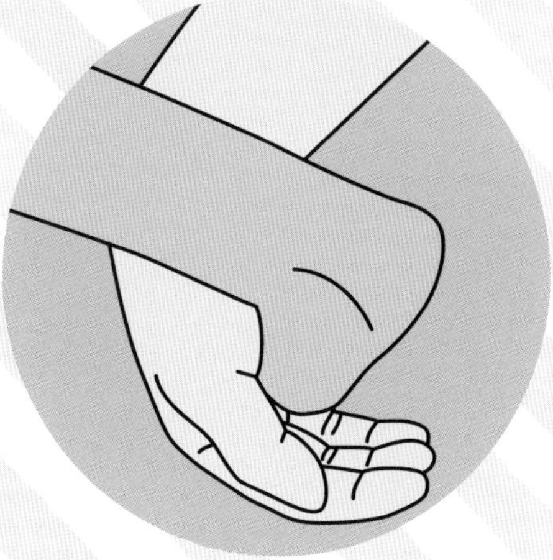

睾丸全体を親指の根元にあるふくらみに当たるまで下げる

陰茎根元指圧

睾丸ほぐし⑤

陰茎と睾丸をつなぐ根元をほぐします

5セット

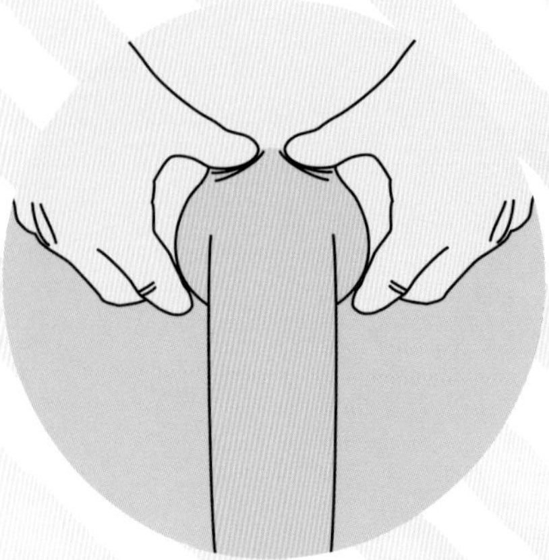

STEP 1

親指で根元を痛気
持ち良いくらいの
圧で押し込む
(押しやすい指でOK)

STEP 2

時計をイメージしながら12時の位置からスタートし、6時の位置までを順番に押し込む

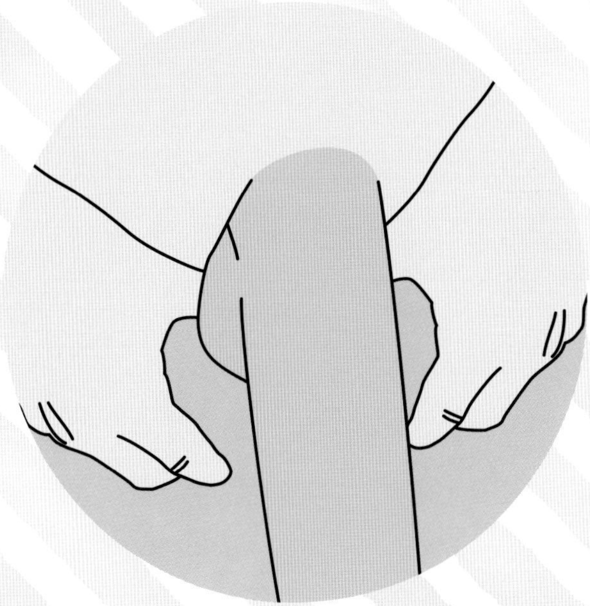

陰嚢伸ばし

睾丸ほぐし⑥

二本の指で陰嚢を伸ばして表面の血流を
良くし、伸縮性を上げます

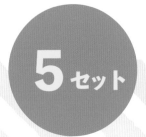

5セット

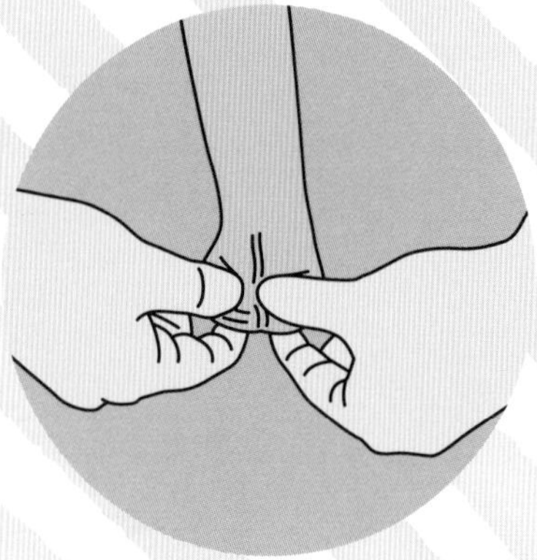

STEP 1

親指と人差し指で
陰嚢をつまむ

STEP 2

つまんだ陰嚢を上下左右に可能な限り伸ばす

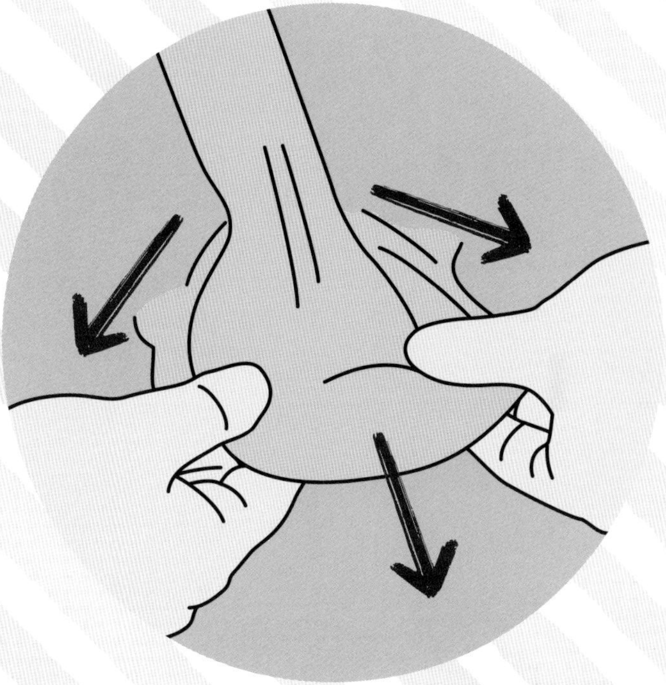

睾丸伸ばし

睾丸ほぐし⑦

指全体で睾丸をつまみ引っ張ります。
これにより睾丸自体への刺激を高める
ことができます

左右
各5回

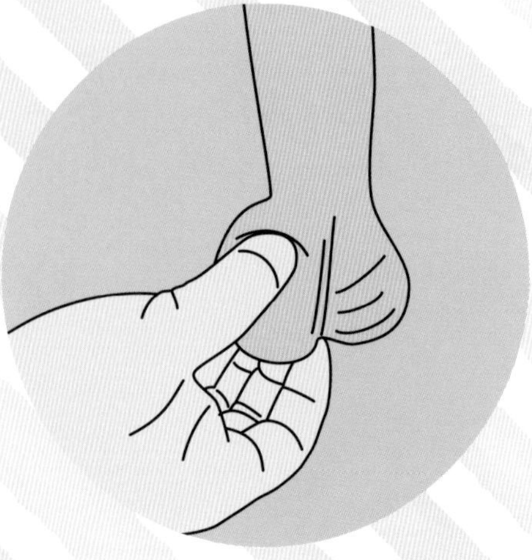

STEP 1

指全体で睾丸を
つまむ

STEP 2

つまんだ睾丸を上下左右に痛気持ち
良いところまで引っ張る

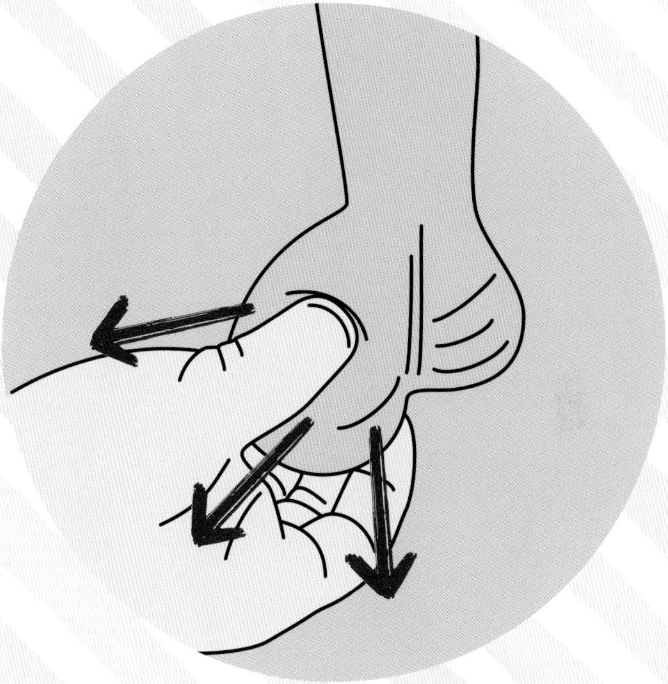

精管ほぐし

睾丸ほぐし⑧

睾丸のやや上にコリコリした管があります。
ここをほぐすことで内側の血流が良くなり、
男性器全体の活性化をうながします

左右
各10秒

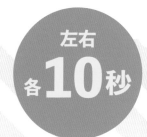

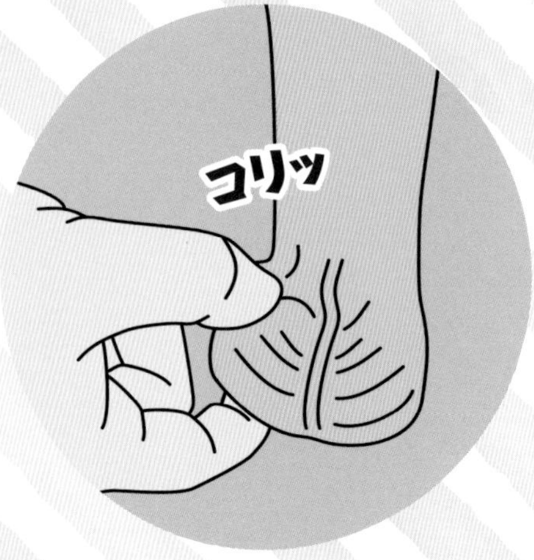

STEP 1

２本の指（親指と人差し指）で精管をつまむ

STEP 2

つまんだ精管を痛気持ち良い圧でほぐす

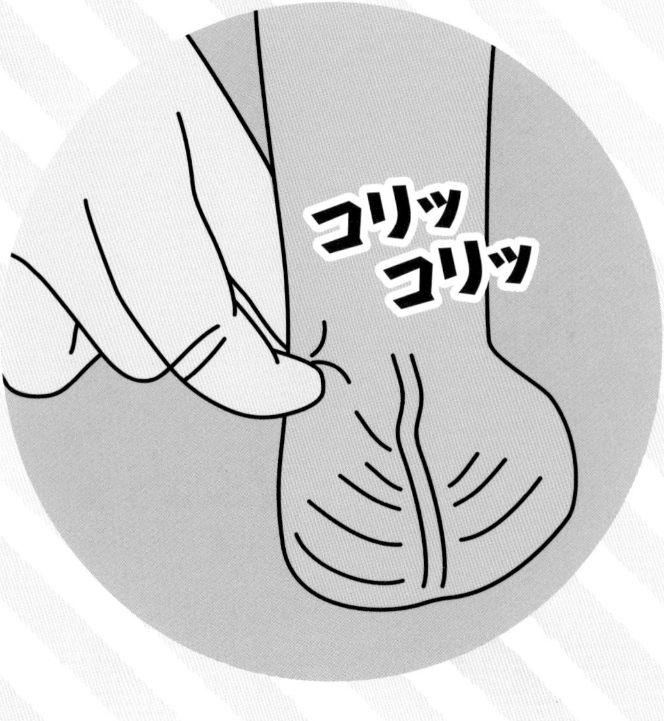

陰茎ストレッチ

睾丸ほぐし⑨

睾丸や陰嚢だけではなく陰茎もほぐします。勃起を支える筋肉の一つである「球海綿体筋」のストレッチを行うことで血流が良くなり、勃起力向上につながります

10秒

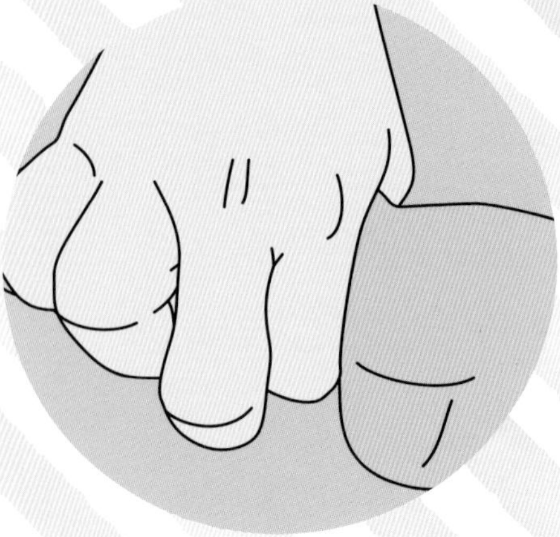

STEP 1

２本の指（親指と人差し指）で陰茎の根元をリング状に握る

STEP 2

握った指で引っ張りながら陰茎を下に伸ばす

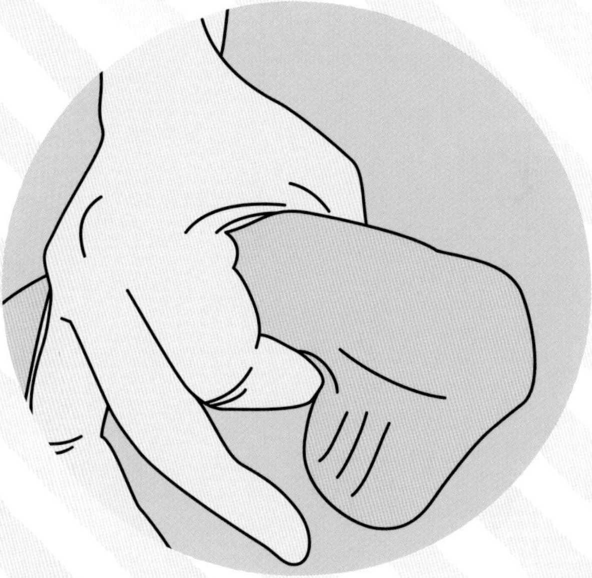

POINT

これを行うためには、ある程度の勃起が必要となるため、この段階で勃起が弱い、もしくはしていない方は、このほぐしは実施しなくても結構です

前立腺マッサージ

睾丸ほぐし⑩

最後は前立腺マッサージです。
浴槽につかり、最後の仕上げを
丁寧に行いましょう

10秒

STEP 1 浴槽につかりひざを立て足を開く

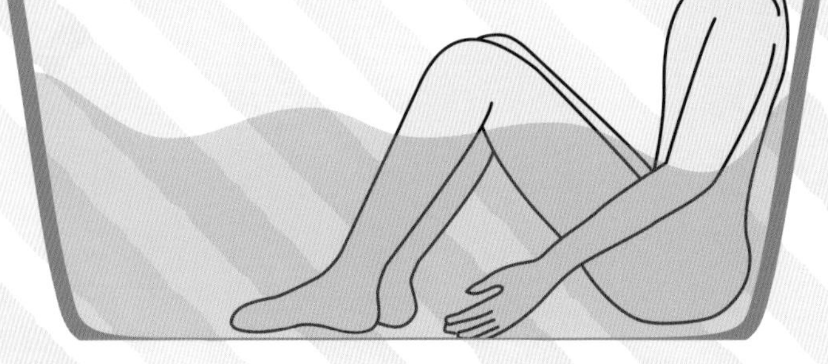

STEP 2

睾丸と肛門の間にある前立腺（下図の青色の位置）を指圧する

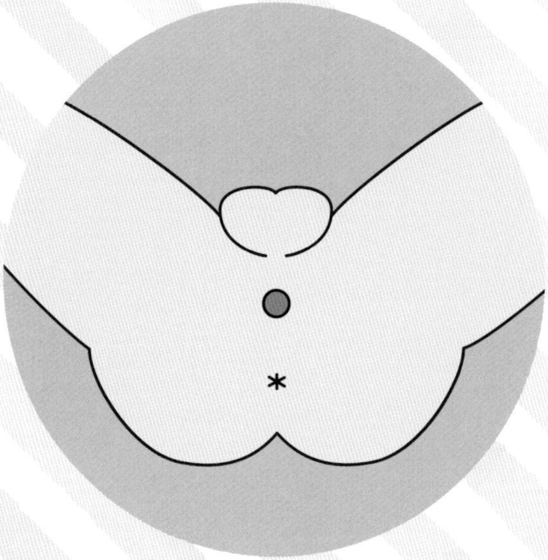

POINT

ここまでの体操やほぐしで青色付近の筋肉も緩んでいます。それにより、1か所、指が内臓側に入っていく場所があるので、そこが前立腺になります

Column

最近、よく眠れていますか？

近年、サロンにいらっしゃる多くの方が不眠症や眠りの浅さで悩んでいます。デジタルの普及に伴い、眼精疲労はもちろん、脳も疲れを感じているのではないでしょうか。

本書でも度々出てくるテストステロンを始め、多くのホルモンの生成は脳の働きなくして成立しません。睾丸ほぐし①（P.58）もまさに脳のリフレッシュを意識したものとなります。その脳がより良い状態であるためにも、私は睡眠が大切だと考えています。

確かな結論は出ていませんが、携帯などから発生する電磁波は脳への影響があるという研究報告もあります。また、最近ではオーダーメイドで作れる枕も発売されています。睡眠も心身の回復に大きく関係するので、これを機に自分にとってより良質な睡眠を探っていただき、脳を整えてみてはいかがでしょうか。

Part 4
睾丸に良い食事

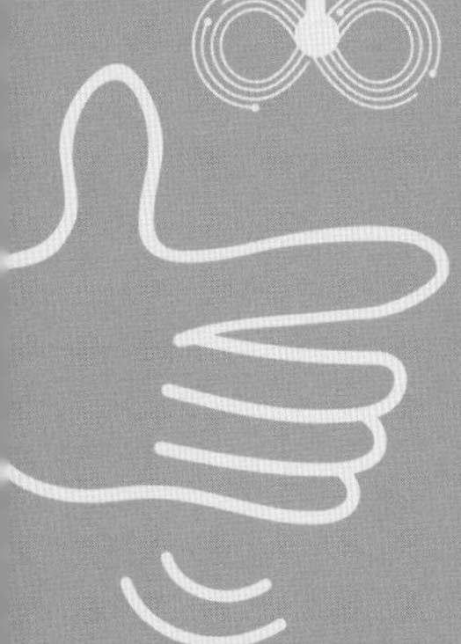

睾丸に良い食事について

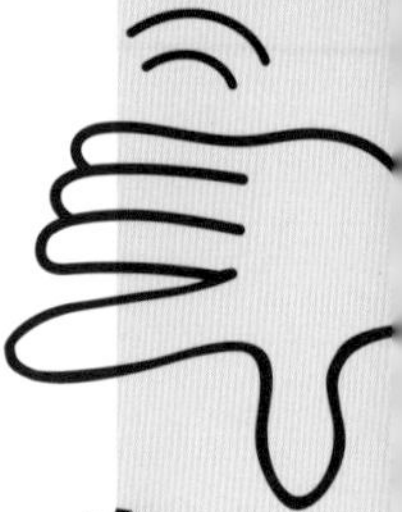

適度な運動と睾丸ほぐしによって、外側からのケアは終わりました。最後に中から睾丸を支えるべく、睾丸に良い食事を栄養素別でご紹介します。より良い素材にこだわり、最適な調理法で毎食を過ごせればベストです。が、多忙な毎日を送り、外食の頻度もあるため、場合によっては、食事にたどり着けないという方も多いかと思います。そこで、この後に紹介する食事は、手軽にコンビニで購入したりや飲食店でも頼める身近な料理や食材にしています。

睾丸に良い食事のポイント

▼

Point 1

コンビニや飲食店で購入できる、頼めるものである

Point 2

三食きちんと摂ること

Point 3

良いものでも偏ることなく、バランス良く食べる

体に悪いことばかりではない！

栄養素 コレステロール

睾丸に良い食事①

効果 **テストステロンの生成**

コレステロールは動脈硬化を引き起こすことで知られており、体に良くないと思う方が大半でしょう。反面、コレステロールはテストステロンを生成する栄養素でもあり、適量の摂取は必要不可欠です。人体にとって諸刃の剣的な栄養素ですが、過不足になるとあらゆる機能低下を招くので注意してください。

Meal × Kougan Massage

コレステロールを多く含んだ食材例

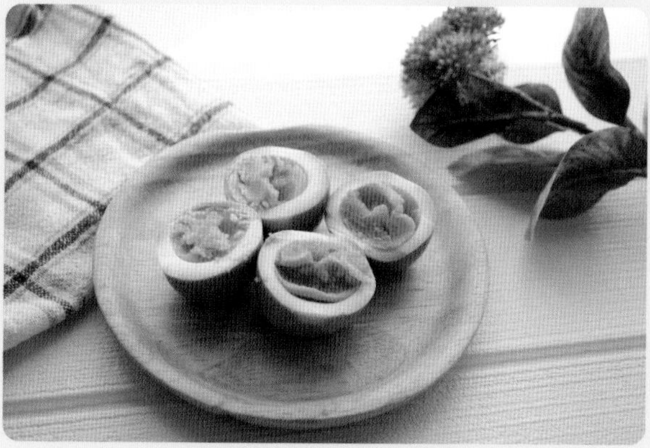

ゆで卵（目安：1個）

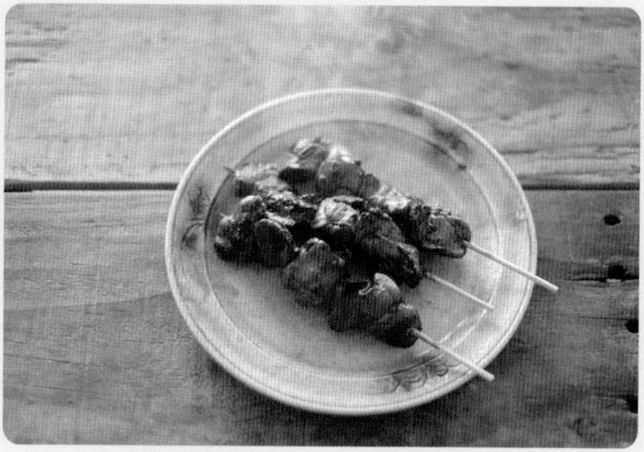

焼き鳥レバー（目安：1本）

MEMO

上記食材以外にも、あん肝やうなぎもコレステロールを摂取するのに適したものです。また、テストステロンは、過度なアルコール、たばこ、鎮痛剤の多用で減少するとも言われています

生殖ミネラル

栄養素 亜鉛

睾丸に良い食事②

効果 **抗酸化・生殖機能改善** 他

亜鉛は、体のあらゆる働きをサポートします。また新しい細胞や組織を生成するミネラルでもあります。が、体内の働きで生み出せない栄養素なので食事からの摂取が必要です。亜鉛が不足すると、髪の成長が弱まることによる脱毛、味覚障害、記憶力の低下など様々な箇所に異変をきたす可能性があります。

Meal × Kougan Massage

亜鉛を多く含んだ食材例

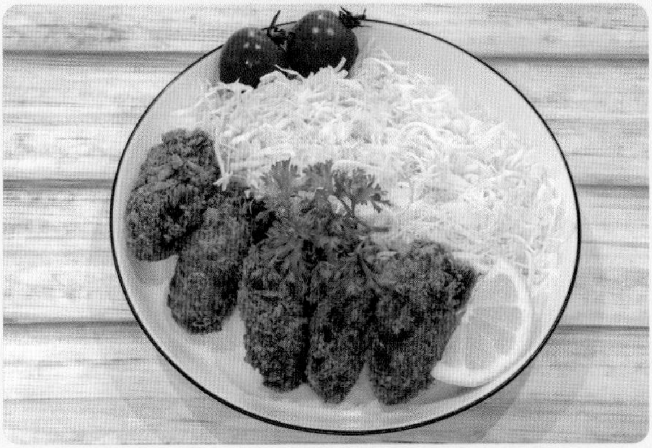

カキフライ（目安：1人前［4～5個程度］）

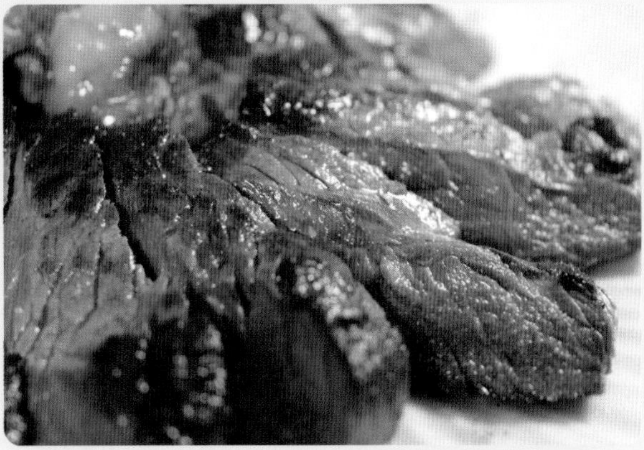

牛肉（もも）赤身ステーキ（目安：200g）

MEMO

亜鉛は血糖値の減少や勃起力の向上など、良い効果が多くある栄養素です。豚レバーや納豆、ブロッコリーなどもオススメです

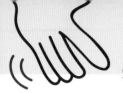

老化防止に役立つ

栄養素 セレン

睾丸に良い食事③

効果 **テストステロン分泌向上** 他

強い抗酸作用を持ち、ビタミンＣやビタミンＥとの組み合わせにより、肌や血管の老化防止効果を期待できます。また、テストステロンの分泌をうながし、精子自体の力を高めてくれる栄養素でもあります。が、強い作用持つので、食事以外でのサプリ等による過剰摂取には注意が必要です。

Meal × Kougan Massage

セレンを多く含んだ食材例

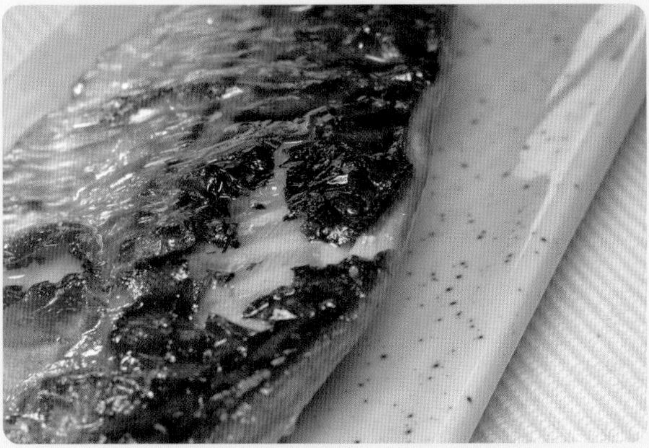

焼き鯖（目安：1 切れ）

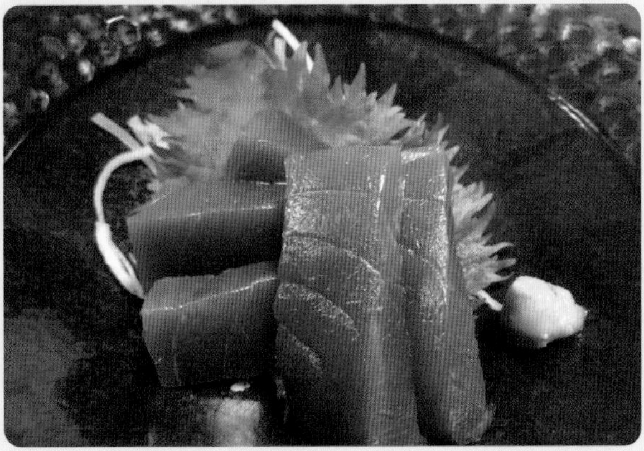

まぐろの刺身（目安：5 切れ）

MEMO

前立腺がんに対する抑制効果もあるとされているセレン。あまり聞き覚えのない栄養素ですが、玉ねぎ、トマト、かつお節、ほたてなどにも多く含まれています

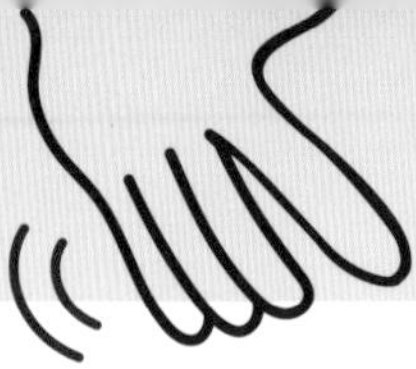

男を上げる栄養素 アルギニン

睾丸に良い食事④

効果 成長ホルモンの分泌・ED 改善 他

体内で生成されるアミノ酸の一つですが、その量には限りがあるため食事での摂取が必要な栄養素となります。その効果は多岐にわたり、疲労回復、免疫力向上など様々な作用を持っており、これにより生活習慣病の予防にもつながります。また血流改善による ED 改善も期待できます。

Meal × Kougan Massage

アルギニンを多く含んだ食材例

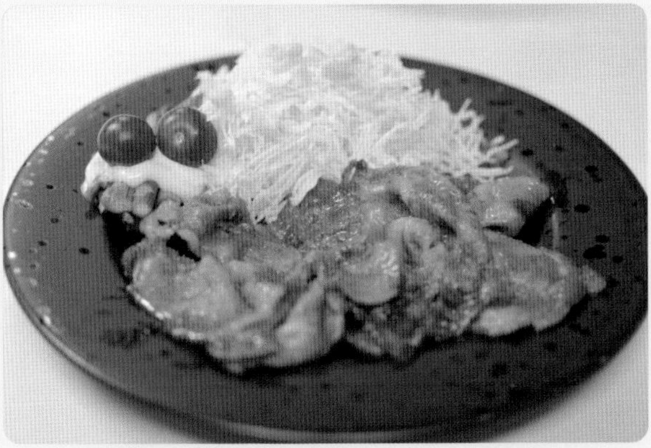

豚肉の生姜焼き（目安：1人前）

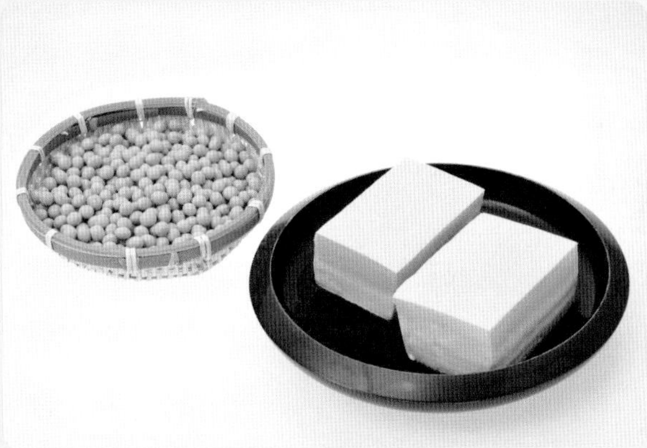

木綿豆腐（目安：1丁）

MEMO

栄養ドリンクに含まれていることでも有名なアルギニン。精子量の増加に役立つアイリンを多く含むにんにくや玉ねぎはアルギニンを含む豚肉などと相性抜群

子どもを授かる？物質

栄養素 ビタミンE
睾丸に良い食事⑤

効果 更年期症状の改善 他

水に溶けにくく、油に溶けやすい脂溶性のビタミンE。油との相性が良いので揚げ物や炒め物で摂取するのが良いとされています。血管改善の効果が期待できることから「若返りビタミン」とも呼ばれています。またビタミンEの化学名は「トコフェロール」。その意味は「子どもを授かる物質」とのこと。

Meal × Kougan Massage

ビタミンEを多く含んだ食材例

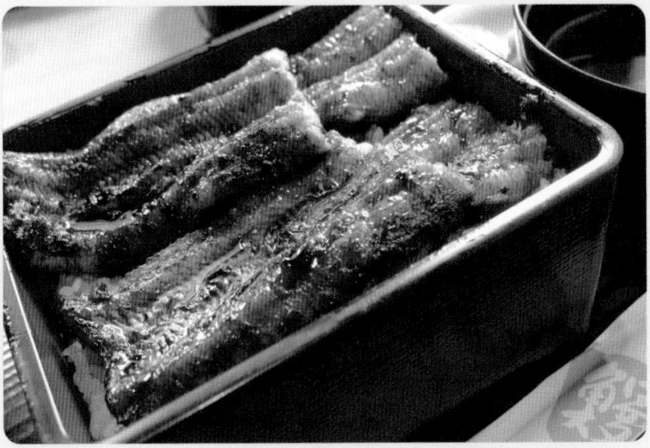

うなぎ（目安：1人前）

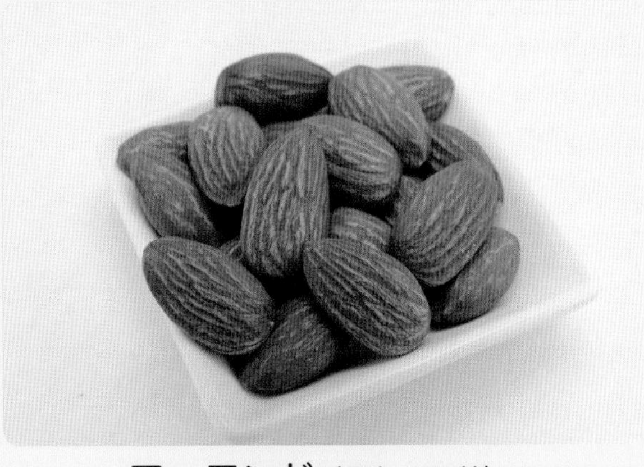

アーモンド（目安：10粒）

MEMO

ビタミンEに限らず、効果が大きいビタミン群。ビタミンDは、テストステロンの生成にも役立ちます。ビタミンEは上記の食材以外にツナやアボカド、すじこなどにも多く含まれています

あとがき

皆さま、本書をご覧いただき、ありがとうございました。初めての著書ということで、本を読み慣れている方には物足りない内容だったかもしれません。が、今回、私はこの本を制作するにあたり、最も気をつけたことが「読みやすさ」です。読みやすさ＝文字の大きさや量という分かりやすい点に配慮しながら、また、私のサロンに通っていただいている方からのお声をもとに、どの世代の方でも読めるような作りにさせていただきました。

本当は、様々な情報をより多く、細かく載せたい、という気持ちも正直ありました。が、それは私の希望や願望であって、一番に望むことは、「睾丸」を大切にすることでの健康もありえる、と知っていただくことです。本書ではその点を踏まえ、良い意味でハードルの低さが表現できたと思っております。

コロナ禍という未曽有の事態によって、今までの生活様式が大きく変わってきている中でも、食事や睡眠、そして健康というのは人が存在する限り、不変なものです。多くの健康書が出版され、またネットでも様々な情報があふれていることから、大勢の人々が健康を意識していることがうかがえます。その中で、一人でも多くの方に、この「睾丸ほぐし」がポジティブで健康的なものとしてインプットされることを願っております。

皆さま、どうか「睾丸」を大切に。

参考文献

『男を強くする！　食事革命』（志賀貢／ KK ベストセラーズ）

『男を維持する「精子力」』（岡田弘／ブックマン社）

『男性機能の「真実」』（永井敦／ブックマン社）

『泌尿器科医が教える　オトコの「性」活習慣病』（小堀善友／中央公論新社）

『DVD 付き　もっとスゴイ！　大人のラジオ体操　決定版』（中村格子／講談社）

『「なぜ？」からはじめる解剖生理学』（松村讓兒／ナツメ社）

『尿もれ・頻尿・残尿感を自力で治すコツがわかる本』（横山博美／主婦の友社）

その他、多くの書籍、WEB サイトを参考にさせていただいております。

【各種体操や食事等について】
本書に掲載している各種体操や食事等については、体調に不安のある方、持病がある方などは専門の医師と相談のうえ、指示に従ってください。また、その効果については個人差があることを予めご了承ください。いかなる事故、クレームに対しても、弊社、著者は一切の責任を負いません。

著者　川端《かわばた》えみ

1973年生まれ。東京都出身。15年ほど前より「健康」をテーマに、各ジャンルで学びを深める。
マッサージ発祥の地とされる本場タイのワットポータイトラディッショナルメディカルマッサージスクールにてタイ古式マッサージの資格を取得。その他にもリンパケア、腸セラピー等々の様々な資格を取得。数年前より都内某所にて紹介のみで受け付けている会員制サロンを運営中。延べ10,000人以上の体に触れ、その確かな手技と効果は会員の方の満足度につながり、会員の90%以上がリピーターとなっている。
ebody.ms@gmail.com（現在、施術者育成中のため新規受付停止中）

モデル　加《か》美《み》杏奈《あんな》

1996年9月1日生まれ。Mine' S所属。2020年に彗星のごとく現れた業界大注目のセクシー女優。
ラジオトーク『加美杏奈のCOME'N COME'N RADIO』を週2回配信中。
@kamianna_　@anna.kami3

〈STAFF〉
編集協力：森将彦
デザイン：和田剛（steamboat）
イラスト：小川秀隆（steamboat）
ヘアメイク：小野智子
カメラマン：天野憲仁（日本文芸社）
校正：有限会社玄冬書林

男性《だんせい》機能《きのう》がみるみる改善《かいぜん》する睾丸《こうがん》ほぐし健康法《けんこうほう》

2021年2月10日　第1刷発行

著　者　川端えみ
発行者　吉田芳史
印刷所　株式会社文化カラー印刷
製本所　大口製本印刷株式会社
発行所　株式会社日本文芸社
〒135-0001 東京都江東区毛利2-10-18 OCMビル
TEL03-5638-1660（代表）

内容に関するお問い合わせは、
小社ウェブサイトお問い合わせフォームまでお願いいたします。
https://www.nihonbungeisha.co.jp/

ISBN978-4-537-21816-9
112210127-112210127Ⓝ01　（240081）
URL https://www.nihonbungeisha.co.jp/

（編集担当：菊原）